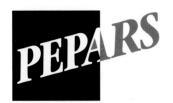

JN115573

【ペパーズ】
編集企画にあたって…

　今回，PEPARS 誌の編集企画として「頭頸部再建の周術期管理について」というテーマを頂戴した際，正直なところ戸惑いを感じてしまいました．テーマを頂戴し頭頸部の周術期の管理を考えた際に，まず頭に浮かんだイメージは「皮弁チェックをどうするか，離床のタイミング，飲水や経口摂取のタイミング，ドレーン抜去の基準はどうするか？」といった，術後から退院までのごく短期間における管理事項でした．これでは読者を惹き付ける項目を複数立てることはできないのではないかと不安に思ってしまったのです．

　しかし，すぐにこれは大変近視眼的な考えであると反省に至りました．頭頸部再建においては比較的長いキャリアがありながら，形成外科医，再建外科医として皮弁の選択をどうするか，その縫い付けや配置，レシピエント血管の選択とマイクロといった手術手技ばかりに重きが置かれてしまい，患者さんにとってはむしろそこからが本番，また長い付き合いとなる長期的な視野に立った術後管理の視点が抜け落ちていることに気づかされたのです．まさに「仏作って魂いれず」です．

　術前においては頭頸部癌に罹患する患者さんはヘビースモーカーや基礎疾患を持っている方が少なくなく，その対応に慌てる場面もありながら，関連疾患の学びを怠ってしまってはいませんでしょうか？輸液管理や離床プログラム，術後の嚥下リハ，構音リハ，義歯の調整や栄養管理などについて，過去の断片的な経験則に頼ってしまい，新たな知識へのアップデートが遅れていながら，それらをフワッとした形でなんとなくわかっていると放置してしまうことはありませんでしょうか？

　そこで今回の編集企画としては，臨床で多忙な先生方が，忙しくてついつい知識のまとめやアップデートが間に合わなくなっているのではと考えた項目を術前と術後に分けて10の盲点としてピックアップいたしました．本企画の特徴としては，実際に再建をされている現場を熟知された形成外科医の先生方にとどまらず，科を越えた関連領域のプロフェッショナルの先生方にも著者に入っていただき解説を頂いている点です．若手の先生にとっては「実は知らなかったという」視点から，ベテランの先生には「気持ちを新たに」10の盲点の学びの機会になれば幸いです．

2020 年 11 月

矢野智之

KEY WORDS INDEX

和 文

― あ 行 ―
悪性腫瘍　47
インスリン　8
運動耐容能　1
栄養管理　68
栄養指導　68
嚥下　35
嚥下調整食　68

― か 行 ―
下顎骨区域切除　47
下顎再建　76
顎顔面補綴　47
顎骨再建　47
合併症　8
可撤性義歯　47
がんのリハビリテーション　35
機能温存　35
経口血糖降下薬　8
血糖コントロール　8
構音　28
抗凝固療法　14
口腔癌　28
抗血栓薬　1
咬合　76

― さ 行 ―
再建　28
シャント発声　59
集学的治療　35
周術期　8
周術期輸液管理　14
術前リスク　1
循環器疾患　1
昇圧剤　14
上顎再建　76
食道発声　59
早期離床　22
即時義歯　47

― た 行 ―
多職種チーム医療　22
CHADS$_2$ スコア　1
中心静脈栄養　8
電気喉頭　59
頭頸部癌再建術　68
頭頸部再建　14,22,35
糖尿病　8

― は 行 ―
腓骨皮弁　76
非心臓予定手術　1
プロヴォックス® Vega™　59

― ま～ら行 ―
目標指向型輸液療法　14
遊離組織移植　14
遊離皮弁　28
リハビリテーション　28

欧 文

― A・C ―
anticoagulation　14
antithrombotic drugs　1
articulation　28
cancer rehabilitation　35
cardiovascular disease　1
CHADS$_2$ score　1
complication　8

― D・E ―
diabetes　8
dysphagia diet　68
early mobilization　22
electrolarynx　59
ERAS；enhanced recovery after surgery　22
esophageal speech　59
exercise tolerability　1

― F・G ―
fibula flap　76
free flap　28
free flap transfer　14
function preservation　35
glycemic control　8
goal-directed therapy　14

― H～J ―
head and neck reconstruction　14,35
head and neck reconstructive surgery　22
immediate denture　47
insulin　8
jaw reconstruction　47

― M・N ―
malignant tumor　47
mandibular reconstruction　76
maxillary reconstruction　76
maxillofacial rehabilitation　47
multidisciplinary team care　22
multimodality treatment　35
nutrition management　68
nutritional guidance　68

― O・P ―
occlusion　76
oral cancer　28
oral hypoglycemic agent　8
perioperative fluid management　14
perioperative period　8
preoperative risk　1
Provox® Vega™　59

― R・S ―
radical resection and reconstructive surgery for head and neck cancer　68
reconstruction　28
rehabilitation　28
removable denture　47
scheduled non-cardiac surgery　1
segmental mandibulectomy　47
swallowing　35

― T・V ―
total parenteral nutrition　8
tracheoesophageal shunt　59
vasopressor　14

WRITERS FILE

ライターズファイル（五十音順）

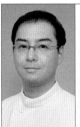

赤澤　聡
（あかざわ　さとし）

2002年	香川医科大学卒業　社会福祉法人三井記念病院外科，レジデント
2006年	東京大学形成外科入局　同大学病院，医員
2007年	静岡県立静岡がんセンター再建・形成外科，シニアレジデント
2009年	静岡県立静岡こども病院，副院長
2010年	山梨大学附属病院形成外科，助教
2015年	静岡県立静岡がんセンター再建・形成外科，副医長
2017年	同，医長
2018年	国立がん研究センター中央病院形成外科，科長

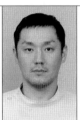

勅使河原　大輔
（てしがわら　だいすけ）

2011年	明海大学歯学部卒業
2015年	同大学大学院歯学研究科修了
2016年	同大学歯学部機能保存回復学講座歯科補綴学分野，助教
2018年	埼玉医科大学国際医療センター形成外科，非常勤歯科医師
2020年	明海大学歯学部機能保存回復学講座歯科補綴学分野，講師

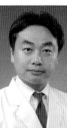

伏見　千宙
（ふしみ　ちひろ）

2001年	日本大学歯学部卒業　帝京大学医学部附属病院歯科口腔外科研修
2003年	国立がんセンター東病院頭頸科研修
2005年	がん研有明病院頭頸科研修
2007年	国際医療福祉大学三田病院頭頸部腫瘍センター，医員
2016年	同，病院講師

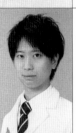

辛川　領
（からかわ　りょう）

2014年	東京大学卒業　日本赤十字医療センター，初期研修医
2016年	東京大学医学部附属病院形成外科，特任臨床医
2018年	がん研有明病院形成外科，医員
2020年	（2～3月）インドGanga Hospital, Hand and Reconstructive Microsurgery, Fellowship

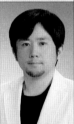

中尾　淳一
（なかお　じゅんいち）

2006年	日本医科大学卒業　同大学千葉北総病院，臨床研修医
2008年	同大学形成外科入局
2010年	同大学高度救命救急センター，助教
2011年	会津中央病院形成外科
2012年	国立がん研究センター形成再建外科，がん専門修錬医
2014年	日本医科大学高度救命救急センター，助教　同大学形成外科，助教
2018年	静岡県立静岡がんセンター再建・形成外科，副医長
2020年	同，医長

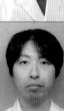

松田　隼治
（まつだ　じゅんじ）

2010年	筑波大学医学群医学類卒業
2013年	東京医科歯科大学循環制御内科学入局
2018年	同大学循環制御内科学大学院医学総合研究科博士課程修了
2019年	同大学循環制御内科学，助教

川名　加織
（かわな　かおり）

2011年	東京医療保健大学医療栄養学科卒業
2011～12年	国立成育医療研究センター栄養管理部入職
2012年	がん研究会有明病院栄養管理部入職
2019年	東京医療保健大学大学院医療栄養学入学（在籍中）
2020年	がん研究会有明病院栄養管理部，主任

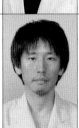

平石　喜一郎
（ひらいし　きいちろう）

2003年	東京医科歯科大学医学部医学科卒業　土浦協同病院，初期研修医
2005年	草加市立病院糖尿病内分泌内科
2007年	東京医科歯科大学分子内分泌内科学教室
2011年	同大学大学院卒業　横浜市立みなと赤十字病院糖尿病内分泌内科
2013年	同，医長
2014年	亀田総合病院附属幕張クリニック糖尿病内分泌内科，医長
2017年	同，部長

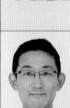

矢野　智之
（やの　ともゆき）

2000年	東京医科歯科大学卒業　同大学形成外科入局
2002年	北海道大学形成外科，医員
2003年	国立がんセンター東病院頭頸科レジデント
2006年	同病院形成外科
2007年	東京医科歯科大学形成外科，医員
2013年	横浜市立みなと赤十字病院，副医長
2016年	ベルギー，ゲント大学形成外科，フェロー
2019年	がん研有明病院形成外科，部長

兒玉　浩希
（こだま　ひろき）

2012年	東京慈恵会医科大学卒業　同大学附属病院，初期研修医
2014年	同大学附属病院耳鼻咽喉科，後期研修医
2015年	同大学附属病院形成外科，後期研修医
2017年	同大学附属柏病院形成外科，助教
2018年	同大学附属病院形成外科，助教

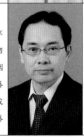

福島　啓文
（ふくしま　ひろふみ）

1994年	琉球大学卒業　横浜市立大学付属病院，初期研修医
1996年	同，耳鼻喉科
1997年	神奈川県立がんセンター頭頸科，医員
1999年	癌研究会附属病院（現，がん研有明病院）頭頸科，レジデント
2015年	同，医員
2012年	同，医長

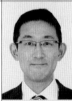

CONTENTS

実は知らなかった！
新たに学ぶ頭頸部再建周術期管理の10の盲点
編集／がん研有明病院部長　矢野智之

併存疾患を見る

1）頭頸部癌患者における循環器疾患への対応 ……………………………… 松田隼治ほか　**1**

　　循環器内科医のもとには手術予定の循環器疾患併存患者の非心臓手術の術前の
　　相談が多く集まる．術前の的確なリスク評価と，リスクを下げるための介入とい
　　う観点で概略を理解していただきたい．

2）頭頸部癌患者における糖尿病管理について ……………………………… 平石喜一郎　**8**

　　頭頸部癌患者の術後，特に経口摂取が難しいケースでの血糖コントロールの具体
　　的な方法，周術期の血糖値の目標，術前の注意点やコンサルテーションのポイン
　　トをまとめた．

病棟・ICU 管理

1）頭頸部再建患者における術後輸液・栄養管理について …………… 赤澤　聡ほか　**14**

　　近年，主流となっている周術期輸液療法である目標指向型輸液療法の概要と周術
　　期栄養管理について，当院で行っている方法を例に述べた．

2）頭頸部再建における ERAS プログラムを用いた早期離床 ……… 中尾淳一ほか　**22**

　　Evidence に基づいた術後回復強化プログラムである ERAS の解説と，頭頸部領
　　域における ERAS を用いた早期離床の実際を紹介する．

口腔癌再建患者における術後構音評価および
リハビリテーションの実際 ……………………………………………… 兒玉浩希　**28**

　　構音の原理，構音評価方法について述べる．また当院の舌切除後再建症例におけ
　　る会話明瞭度および発語明瞭度，構音位置別の正答率を切除範囲ごとに比較し供
　　覧する．

◆編集顧問／栗原邦弘　中島龍夫
　　　　　　百束比古　光嶋　勲
◆編集主幹／上田晃一　大慈弥裕之　小川　令

【ペパーズ】
PEPARS No.168/2020.12◆目次

頭頸部癌再建術後嚥下障害に対する頭頸部外科，再建外科，
リハビリ科の関わり ……………………………………………… 伏見千宙ほか　**35**

　　　頭頸部再建術後の嚥下障害に対して，頭頸部外科・再建外科・リハビリ科の三者
　　　がどう集学的治療を行うべきかを，実際の工夫と症例への対応を含めて記載した.

義歯を用いた術後口腔リハビリテーション ……………………… 勅使河原大輔ほか　**47**

　　　口腔癌患者への下顎区域切除，即時顎骨再建に対する，歯科医による術前補綴介
　　　入．義歯を用いた術後口腔リハビリテーションを行うための下顎骨再建.

頭頸部癌再建患者における音声リハビリテーション ……………………… 福島啓文　**59**

　　　喉頭摘出後の音声リハビリテーションには3つの方法がある．それぞれの特徴を
　　　理解し，喉頭摘出後に音声リハビリテーションをすすめる必要がある.

頭頸部癌再建患者の在宅食事指導の実際 ……………………………………… 川名加織　**68**

　　　頭頸部癌の術後では創傷治癒や感染症予防のために栄養管理が重要とされてい
　　　る．また，在宅への移行後も栄養摂取量の維持が必要となる．今回は具体的な栄
　　　養管理の方法やポイントについて解説する.

頭頸部癌患者における二次再建の実際 …………………………………… 辛川　領ほか　**76**

　　　頭頸部癌術後でQOL低下に悩まされる患者さんは多い．一方，再発の懸念，致
　　　命的ではないこと，施設のリソース問題や，その不確実性などから，free flapを
　　　含む大掛かりな二次手術になかなか手を出しづらいものがある．当チームの経験
　　　した上顎下顎二次再建の症例を紹介する.

ライターズファイル………………………… 前付3
Key words index ……………………………… 前付2
PEPARS　バックナンバー一覧………………… 89
PEPARS　次号予告……………………………… 90
ピンボード……………………………………… 85

「PEPARS®」とは Perspective Essential Plastic
Aesthetic Reconstructive Surgery の頭文字よ
り構成される造語.

形成外科領域雑誌 ぺ パ ー ズ

PEPARS

No.159

2020年増大号

外科系医師必読！
形成外科基本手技30
—外科系医師と専門医を目指す形成外科医師のために—

編集／大阪医科大学教授　上田晃一

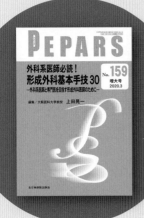

PEPARSのあの大ヒット特集が帰ってきました！
内容が**3倍**になって大幅ボリュームUP！
形成外科手技の**A to Z**を網羅した大充実の1冊です。

2020年3月発行　B5判　286頁
定価5,720円（本体5,200円＋税）

■目　次

- 創縫合法
  —きれいな縫合創を得るために—
- ケロイド・肥厚性瘢痕の保存的治療
  とステロイド局所注射
- ケロイド・肥厚性瘢痕に対する
  外科的治療と術後放射線治療
- 顔面の局所皮弁
- 顔面の遊離植皮術
- 顔面の悪性腫瘍の切除および再建術
- 熱傷の局所療法と植皮術
- 顔面骨骨折の骨固定法
- 頭蓋骨・顔面骨の骨延長術
- 自家骨移植の採取法と移植法
- 軟骨の採取法と移植術
- 人工骨を用いた頭蓋顔面の再建

- 組織拡張器を用いた皮膚再建術
- 難治性創傷に対する陰圧閉鎖療法
- 褥瘡の保存的治療と外科的治療
  —チーム医療と近年の保存的治療の
  トピックを交えて—
- 重症下肢虚血における足部切断術
- 眼瞼手術の局所麻酔のコツ
- 顔面への脂肪注入法
- 顔面への真皮脂肪移植
- 植毛術
- 初心者のためのマイクロサージャリー
- 末梢神経縫合,自家神経移植,神経移
  行術,神経再生誘導術の基礎と現状
- リンパ管静脈吻合
- 前腕皮弁

- 肩甲皮弁・肩甲骨皮弁
- 広背筋皮弁
- 腹直筋皮弁・下腹壁動脈穿通枝皮弁
- 鼠径皮弁とSCIP皮弁
- 前外側大腿皮弁
- 腓骨弁・腓骨皮弁

さらに詳しい情報と
各論文のキーポイントは
こちら！

全日本病院出版会

www.zenniti.com

〒113-0033 東京都文京区本郷 3-16-4　Tel：03-5689-5989
Fax：03-5689-8030

PEPARS No.168：1-7，2020

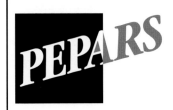

◆特集／実は知らなかった！新たに学ぶ頭頸部再建周術期管理の 10 の盲点

併存疾患を見る
1) 頭頸部癌患者における 循環器疾患への対応

松田隼治[*1]　米津太志[*2]

Key Words：非心臓予定手術(scheduled non-cardiac surgery)，術前リスク(preoperative risk)，循環器疾患(cardio-vascular disease)，運動耐容能(exercise tolerability)，抗血栓薬(antithrombotic drugs)，CHADS$_2$スコア (CHADS$_2$ score)

Abstract 　人口の高齢化とともに手術症例も高齢化し，非心臓手術を受ける患者が心疾患を合併する頻度が増加している．頭頸部悪性疾患は喫煙といったリスクファクターが心血管疾患で共通しているため，両疾患を併せ持つ症例が散見される．再建術を伴う頭頸部疾患の手術は中等度以上の侵襲度が見込まれ，循環器疾患が併存する症例での周術期管理は注意を要すると考えられる．そのため手術を行う外科医はその要点を把握する必要がある．循環器疾患を有する患者の非心臓手術の相談を受けた場合に行うことは，主には術前の的確なリスク評価と，リスクを下げるための介入である．これら2つの視点から，どのような点に注目して周術期管理を行っていけばよいか共有したい．

人口の高齢化とともに手術症例も高齢化し，非心臓手術を受ける患者が心疾患を合併する頻度が増加している．頭頸部悪性疾患は喫煙といったリスクファクターが心血管疾患で共通しているため両疾患を併せ持つ症例が散見される．再建術を伴う頭頸部疾患の手術は中等度以上の侵襲度が見込まれ，循環器疾患が併存する症例での周術期管理は注意を要すると考えられる．そのため手術を行う外科医はその要点を把握する必要がある．この項では循環器疾患が併存する頭頸部手術の周術期の注意点について概略する．

循環器内科医のもとには手術予定の循環器疾患併存患者の非心臓手術の術前の相談が多く集まる．循環器疾患を有する患者の非心臓手術の相談を受けた場合に行うことは，主には(Ⅰ)術前の的確なリスク評価と，(Ⅱ)リスクを下げるための介入である．これら2つの視点から循環器内科医がどのような点に注目しているかを共有してほしい．また，最後に(Ⅲ)要点をまとめてあるので参考にして頂きたい．

Ⅰ．術前のリスク評価

非心臓手術を行う際には術前に的確なリスク評価を行うために下記の項目の確認が必要である．実臨床上は循環器内科に術前コンサルをする場合が多いと考えられるが，下記の項目に留意し相談するのが望ましい．

1．予定術式について確認する(術式による心臓イベントリスク)

日本循環器学会の非心臓手術における合併心疾患の評価と管理に関するガイドラインの中では非心臓手術の中で頭頸部手術は中等度リスク群に分類される[1]．

2．循環器(心臓)疾患の状態について確認する

重症度の高い心臓疾患(不安定な冠動脈疾患，

*1 Junji MATSUDA，〒113-8519　東京都文京区湯島 1 丁目 5-45　東京医科歯科大学循環制御内科学，助教
*2 Taishi YONETSU，同大学循環制御内科学・心臓冠疾患治療学，准教授

非代償性心不全，重篤な不整脈，高度の弁膜症）に該当する場合は，事前に，心疾患の精査と心疾患治療の先行を考慮する．それ以外は非心臓手術の先行実施を検討する[1)2)]．

周術期の心血管イベント予測に関しては，6つの因子から心合併症の頻度および心血管死亡リスクを予測する Revised Cardiac Risk Index（RCRI）が有用である（表1, 2）．1項目以下であれば周術期血管イベント発生率1.3%以下，周術期死亡率0.7%以下と予測され，低リスクと判定される．3項目以上となると周術期心血管イベント発生率9.1%，周術期死亡率3.6%と高リスクとなる[1)3)]．

3．日常での運動耐容能について確認する

日常生活を症状なくどの程度行えるか（運動耐容能）は，単純であるが，非常に重要な周術期循環器合併症リスクの予測因子である．運動耐容能の保たれている症例は，高リスク手術でも合併症リスクの少ないことが知られている[4)]．運動耐容能を示す指標として METs（metabolic equivalents）が用いられる．術前の運動耐容能の評価において症状なく4 METs以上の運動を行えることが低リスクの1つの目安となる（4 METsの運動とは階段を1階から3階まで歩いて上がるくらいの運動である[1)]）．一般に運動耐容能の明らかに低下した患者（≦4 METs）の心合併症のリスクは高く，十分な評価を要することが多い．

運動耐容能が4 METs未満もしくは評価不能な患者について，ACC/AHA ガイドライン[5)]では，薬物負荷試験を検討することも記載されている．しかしながら4 METs未満の患者全員に薬物負荷試験が必要かと言えばもちろんそうではない．実臨床では高リスク患者に対して負荷試験を行っており，問診，身体所見，RCRIや原疾患の手術の切迫度といった複合的な要因を勘案して決定しているのが実情であるため，循環器内科と密な相談が必要になる．

4．内服薬について確認する

内服薬の中で特に周術期に問題になる薬剤は抗血小板薬，抗凝固薬である．これらの薬剤の服薬理由についての原疾患の記載の確認が必要である．抗血小板薬や抗凝固薬の薬剤の休薬に関する判断は患者背景や内服している原疾患によって異なる．詳細は後述する．

Ⅱ．リスクを下げるための介入

ここまでで術前のリスク評価について述べてきたが，この評価の中で周術期リスクが高い症例に対して術前にどのような介入が必要かをこの項では述べる．

1．心疾患の治療を優先する場合

Active cardiac condition に該当する場合は，緊急性がない非心臓手術では原則心疾患治療の先行を考慮する．

2．冠動脈疾患の負荷試験が陽性となった場合

上述したように，重症度の高い心疾患は認めないものの運動耐容能が十分でない（評価できない）高リスク患者には負荷試験（運動負荷心電図や負荷心筋シンチ，負荷心臓 MRI，負荷心エコーなど）を行う．負荷試験で心筋虚血を認めた場合には，冠動脈造影を行い，病変を特定する．有意狭窄が見つかった場合に，心疾患と原疾患の治療のどちらを優先するか非常に判断に悩むケースが多い．以下のような項目を外科医，循環器内科医，麻酔科医で相談する必要がある．

- 虚血範囲：広い方がリスクが高い．
- どれくらい延期できる手術か？：4〜6週間待てなければステント治療は避けるべきである．
- 抗血小板薬を継続したままで施行可能な手術か？：ステント血栓症のリスク軽減のため．
- 予定している手術の出血頻度や，予想出血量は？
- 病変の複雑性
- 患者の臨床要因（高齢者，糖尿病，腎機能低下，左室駆出率低下）

ここで強調したいのは，術前に冠動脈に有意狭窄が見つかったからと言って，術前にルーチンで

表 1. Revised Cardiac Risk Index

- 虚血性心疾患(急性心筋梗塞の既往, 運動負荷試験で陽性, 虚血によると考えられる胸痛の存在, 亜硝酸薬の使用, 異常 Q 波)
- 心不全の既往
- 脳血管障害(一過性脳虚血, 脳梗塞)の既往
- インスリンが必要な糖尿病
- 腎機能障害(Cr>2.0 mg/dL)
- 高リスク手術(大血管手術)

Cr：クレアチニン
(Lee, T. H., et al.：Circulation. 100：1043-1049, 1999. より作成)
(日本循環器学会：非心臓手術における合併心疾患の評価と管理に関するガイドライン(2014 年改訂版)
https://www.j-circ.or.jp/cms/wp-content/uploads/2020/02/JCS2014_kyo_h.pdf(2020 年 12 月閲覧))

表 2. Revised Cardiac Risk Index による心血管系イベント発生率

リスク因子の数	心血管合併症(%) (95%CI)	心血管死(%)
0	0.5(0.2～1.1)	0.3
1	1.3(0.7～2.1)	0.7
2	3.6(2.1～5.6)	1.7
≧3	9.1(5.5～13.8)	3.6

CI：信頼区間
(Lee, T. H., et al.：Circulation. 100：1043-1049, 1999. より作成)
(日本循環器学会：非心臓手術における合併心疾患の評価と管理に関するガイドライン(2014 年改訂版)
https://www.j-circ.or.jp/cms/wp-content/uploads/2020/02/JCS2014_kyo_h.pdf(2020 年 12 月閲覧))

血行再建を行うことは勧められないということである[2)5)]. 有意な左主幹部病変, 造影遅延を伴う高度狭窄例, 左室駆出率低下症例は術前に血行再建を検討する[2)6)]. 術前に血行再建を行わない症例は, 冠動脈狭窄を抱えた状態で手術に臨むことになる. その際は, 術中の血圧, 脈拍数の変動をできるだけ少なくするように麻酔科医に依頼し, 厳重に心電図をモニタリングする. また有事には冠動脈疾患に緊急で対応できる施設で手術を行うことが望ましい.

3. β遮断薬と手術

β遮断薬は心不全, 虚血性心疾患の広い範囲の患者においてその予後改善効果が示されている薬剤である. 周術期心筋梗塞も減少させるという報告もある一方で, 重症低血圧症や脳梗塞は増加するため周術期の使用については賛否両論がある. 実際, 術前に新規に導入する場合は慎重な用量調節を要する[7)]. 現在のガイドラインで推奨されている項目は以下の 2 点である. ①投与中のβ遮断薬は中止せず, 継続すべきである. ②手術当日にβ遮断薬を開始してはならない[1)2)5)].

4. 抗血栓薬と手術

近年, 急性心筋梗塞や狭心症などの虚血性心疾患に対するステント留置術後に抗血小板剤が用いられることが一般的になった. また新規経口抗凝固薬(novel/new oral anticoagulant(NOAC))の出現により心房細動になどに対する抗凝固療法が日常診療の中で広く行われている. 一方で周術期にこれらの休薬によるステント血栓症や塞栓症が時折り見受けられる. 外科医は周術期のこれらの抗血栓薬の対応について概略を知る必要がある.

A. 経皮的冠動脈インターベンション(PCI)後の抗血小板薬を使用している場合

一般的にステント留置後は, 金属が内皮でおお

われると考えられるまでの期間, 2種類の抗血小板薬を内服する. これを Dual anti-platelet therapy(DAPT)と呼ぶ. ステント留置直後に何らかの理由で DAPT を中止するとステント内に血栓症を起こし, 心筋梗塞, 死亡リスクが大きく上昇することが知られている. DAPT をステント留置後どのくらいの期間続けるべきかは, 日本, アメリカ, ヨーロッパと各国のガイドラインで多少の違いがあるものの, ステント技術の進歩とともに年々短くなっている. 推奨投与期間はステント留置時に急性心筋梗塞かどうか, 留置したステントが BMS か DES か(BMS;bare metal stent, 金属ステント, DES;drug eluting stent, 薬剤溶出性ステント), 出血リスクが高いか低いか, 抗凝固薬を内服中かどうかによって決まる. 原則として非心臓手術を行う場合は DAPT の推奨投与期間の後に, アスピリンは可能な限り継続した上で手術を行うことが推奨されている. アスピリンも中止せざるを得ない非心臓手術も多いが, 抗血小板薬の代替としてのヘパリン投与には確たるエビデンスは存在せず, 一般的には推奨されない. 休薬する場合にはアスピリンの場合は 7 日間, クロピドグレル, プラスグレルの場合には 14 日間の休薬を行う. 抗血小板薬に関しては, 止血が確認された後ですみやかに再開することが推奨されている[2].

B. 心房細動に対して抗凝固薬を使用している場合

抗凝固療法が施行されている心房細動の患者に対して外科手術を行う場合にどのように対応すればいいか. 各診療科領域における観血的手技の出血リスクについての分類を, 表3に示す. 心房細動に対して抗凝固療法を行う理由は血栓症のリスクを下げるためである. 血栓症リスクを評価する $CHADS_2$ スコアの点数が上がるほど抗凝固療法を行わない場合の血栓症のリスクは上昇する[8]. 一方で出血リスクを評価する HAS-BLED スコアの点数が上がるほど抗凝固療法を行うと出血の合併症の頻度が多くなる(表4, 図1, 表5). そのため周術期の抗凝固療法の休薬の際も血栓と出血のリ

表 3. 心房細動患者の抗凝固療法における出血リスクからみた観血的手技の分類

【出血低リスク手技】(原則として抗凝固薬の休薬不要)
- 歯科手術(抜歯, 切開排膿, 歯周外科手術, インプラントなど)
- 白内障手術
- 通常消化管内視鏡
- 上部・下部消化管内視鏡, カプセル内視鏡, 内視鏡的逆行性膵胆管造影など
- 体表面手術
- 膿瘍切開, 皮膚科手術など
- 乳腺針生検, マンモトーム生検

【出血中リスク手技】(抗凝固薬の休薬を可能なら避ける)
- 出血低リスクの消化管内視鏡(バルーン内視鏡, 膵管・胆管ステント留置, 内視鏡的乳頭バルーン拡張術など)
- 内視鏡的粘膜生検
- 経会陰前立腺生検
- 経尿道的手術[膀胱生検, 膀胱腫瘍切除術(TUR-Bt), 前立腺レーザー手術, 尿管砕石術]
- 経皮的腎瘻造設術
- 緑内障, 硝子体手術
- 関節鏡視下手術
- 乳腺切除生検・良性腫瘍切除
- 耳科手術・鼻科手術・咽頭喉頭手術・頭頸部手術
- 心臓デバイス植込手術
- 血管造影, 血管内手術
- 心臓電気生理学的検査, アブレーション(心房細動アブレーションは除く)

【出血高リスク手技】(原則として抗凝固薬の休薬が必要)
- 出血高リスクの消化管内視鏡[ポリペクトミー, 内視鏡下粘膜下層剥離術(ESD)など]
- 経皮的ラジオ波焼灼術(経皮的アルコール注入術・マイクロ波凝固術)
- 超音波内視鏡下穿刺吸引法(EUS-FNA)
- 気管支鏡下生検
- 硬膜外麻酔, 脊髄くも膜下麻酔
- 開頭術・脊髄脊椎手術
- 頸動脈内膜剥離術
- 胸部外科手術(胸腔鏡を含む)
- 腹部・骨盤内臓手術(腹腔鏡を含む)
- 乳癌手術
- 整形外科手術
- 頭頸部癌再建手術
- 下肢動脈バイパス術
- 肝生検
- 腎生検
- 経直腸前立腺生検
- 経尿道的前立腺切除術(TUR-P)
- 体外衝撃波結石破砕術(ESWL)
- 経皮的腎砕石術

【出血・塞栓症高リスク手技】(抗凝固薬の継続ないし短期休薬)
- 心房細動アブレーション

(日本循環器学会/日本不整脈心電学会:不整脈薬物治療ガイドライン(2020年改訂版)
https://www.j-circ.or.jp/cms/wp-content/uploads/2020/01/JCS2020_Ono.pdf(2020年12月閲覧))

表 4. CHADS₂スコア

頭文字	危険因子		点数
C	Congestive heart failure	心不全	1
H	Hypertension	高血圧（治療中も含む）	1
A	Age	年齢（75 歳以上）	1
D	Diabetes mellitus	糖尿病	1
S₂	Stroke/TIA	脳卒中/TIA の既往	2

最大スコア：6

(Gage, B. F., et al.：JAMA. 285：2864-2870, 2001. より作成)
(日本循環器学会/日本不整脈心電学会：不整脈薬物治療ガイドライン（2020 年改訂版）
https://www.j-circ.or.jp/cms/wp-content/uploads/2020/01/JCS2020_Ono.pdf（2020 年 12 月閲覧））

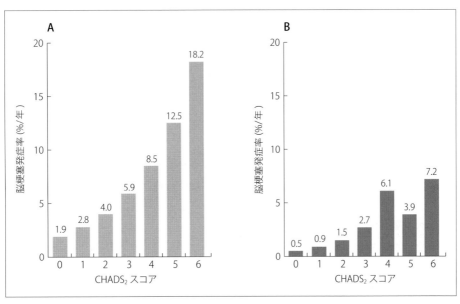

図 1. CHADS₂ スコア別脳梗塞発症率
A：オリジナル CHADS₂ スコアにおける脳梗塞発症率
(Gage, B. F., et al.：JAMA. 285：2864-2870, 2001. より作図)
B：日本人の抗凝固療法未施行例における脳梗塞発症率（J-RHYTHM Registry, Fushimi AF Registry, Shinken Database の統合解析）
(Suzuki, S., et al.：Circ J. 2015；79：432-438, 2015. より作図)
(図1：日本循環器学会/日本不整脈心電学会：不整脈薬物治療ガイドライン（2020年改訂版）
https://www.j-circ.or.jp/cms/wp-content/uploads/2020/01/JCS2020_Ono.pdf（2020 年 12 月閲覧））

スクという 2 つの側面から考える必要がある．この観点から考えると，基本的には出血リスクが中等度までは抗凝固療法の休薬はなるべく避ける．

しかし一般的に頭頸部癌再建手術は高出血リスク手技に分類され，原則抗凝固療法は休薬が必要である．観血的手技を行う医師は，患者にそのリスクを説明して休薬の同意を取得することが望ましい[9]．抗凝固薬の休薬期間に関して，ワーファリンは 3〜5 日間（PT-INR の確認が必要），ダビガトラン，リバーロキサバン，エドキサバン，アピキサバンは前日からの休薬が必要である[9]．

表 5. HAS-BLED スコア

頭文字	危険因子		点数
H	Hypertension	高血圧(収縮期血圧>160 mmHg)	1
A	Abnormal renal and liver function(1 point each)	腎機能障害・肝機能障害(各 1 点)[*1]	1 or 2
S	Stroke	脳卒中	1
B	Bleeding	出血[*2]	1
L	Labile INRs	不安定な国際標準比(INR)[*3]	1
E	Elderly(>65 y)	高齢者(>65 歳)	1
D	Drugs or alcohol(1 point each)	薬剤, アルコール(各 1 点)[*4]	1 or 2

[*1]: 腎機能障害(慢性透析, 腎移植, 血清クレアチニン 200 μmol/L[2.26 mg/dL]),
肝機能障害(慢性肝障害[肝硬変など]または検査値異常[ビリルビン値>正常
上限×2 倍, AST/ALT/ALP>正常上限×3 倍)
[*2]: 出血歴, 出血傾向(出血素因, 貧血など)
[*3]: 不安定な INR, 高値または INR 至適範囲内時間(TTR)<60%
[*4]: 抗血小板薬, 消炎鎮痛薬の併用, アルコール依存症
最大スコア: 9
(Pisters, R., et al.: A novel user-friendly score(HAS-BLED)to assess 1-year risk of major bleeding in patients with atrial fibrillation: the Euro Heart Survey. Chest. 138: 1093-1100, 2010. より改変引用)

C. ヘパリン置換が必要かどうか

抗凝固療法を行っている患者に対してルーチンで周術期にヘパリン置換を行うことは推奨しない. 高出血リスクの手術を予定しているワルファリン服用心房細動患者を, 手術・処置に際しワルファリンを休薬しヘパリン置換を行う群と, ヘパリン置換を行わない群を比較した RCT(BRIDGE 試験)ではヘパリン置換は血栓症を減らすことはできず, 周術期の重篤な出血を増やした[10]. しかし, 機械弁, リウマチ性僧帽弁狭窄といった弁膜症性心房細動でワルファリンを使用している患者や, 血栓塞栓症リスクが非常に高い非弁膜症性心房細動患者(3 か月以内の脳梗塞の既往がある, CHADS2スコアが非常に高いなど)においてはヘパリン置換を考慮するべきである. ヘパリン置換が有益であると期待されるのは, 血栓症リスクを評価する CHADS2スコアが 4 点以上かつ出血リスクを評価する HAS-BLED スコアが 2 点以下の患者に限る, と最近報告されている[11].

DOAC の場合は高出血リスクの大手術において, 48 時間以上前より休薬することが推奨されている. 一般的には周術期における DOAC の休薬に伴うヘパリン置換は推奨されていないが, 上記のような血栓塞栓症リスクが非常に高い非弁膜症性心房細動患者では, ヘパリン置換を考慮してもよいと考えられる[12].

III. 要 点

ここまで, 循環器疾患を有する非心臓手術予定患者の ① 術前リスク評価, ② リスクを下げるための介入, という 2 つの視点から要点を概略してきた. 今回のテーマである循環器疾患を有する再建術を伴う頭頸部悪性疾患の外科手術予定患者に対しての留意点をこの項のまとめとして述べる.

① 術前リスク評価
- 頭頸部外科手術は非心臓手術の中で中等度リスクの手術である.
- 併存循環器疾患の状態について確認する. 現時点で重症度の高い心疾患の状態でないかを確認する(急性冠症候群含めた不安定な冠動脈疾患, 非代償性心不全, 重篤な不整脈, 高度の弁膜症).
- 日常生活での運動耐容能を確認する. 十分保たれていれば(4 METs 以上)であればそれ以上の精査は必須ではない.
- 運動耐容能が低く(4 METs 未満), 心血管イベントの可能性の高い症例の場合は術前に心疾患

の追加精査を要する．症例ごとの対応が必要になるため外科，循環器科，麻酔科の連携が必要である．

② リスクを下げるための介入

・重症度の高い心疾患の状態であれば心疾患の治療を原則優先する．

・追加精査の結果，術前に見つかった冠動脈疾患に対する介入時期は症例ごとに異なるため，外科，循環器科，麻酔科の連携が必要である．

・投与中のβ遮断薬は中止せず，継続すべきである．手術当日に開始してはならない．

・PCI 後にステント留置の既往歴がある症例は，留置後一定期間を設け，アスピリンは可能な限り継続した上で手術を行うことが推奨する．またヘパリン置換が有効という根拠はない．

・再建術を伴う頭頸部悪性疾患は出血高リスク手術に分類され，原則として抗凝固薬の休薬が望ましい．機械弁術後，リウマチ性僧帽弁狭窄といった弁膜症性心房細動，血栓塞栓症リスクが非常に高い非弁膜症性心房細動患者に対しては周術期のヘパリン置換術を検討する．

本稿が，循環器疾患合併患者の周術期管理の理解に役に立てば幸いである．

参考文献

1) 2012-2013 年度日本循環器学会合同研究班報告，非心臓手術における合併心疾患の評価と管理に関するガイドライン（2014 年改訂版）.
Summary　日本循環器学会のガイドラインであり非心臓手術における合併心疾患の評価と管理に関してはこのガイドラインを参考にしている．

2) Kristensen, S. D., et al；Authors/Task Force Members. 2014 ESC/ESA Guidelines on noncardiac surgery：cardiovascular assessment and management：The Joint Task Force on noncardiac surgery：cardiovascular assessment and management of the European Society of Cardiology（ESC）and the European Society of Anaesthesiology（ESA）. Eur Heart J. 35：2383-2431, 2014.
Summary　欧州心臓病学会，麻酔科学会の非心臓手術における合併心疾患の評価と管理のガイドラインである．

3) Lee, T. H., et al.：Derivation and prospective validation of a simple index for prediction of cardiac risk of major noncardiac surgery. Circulation. 100：1043-1049, 1999.

4) Reilly, D. F., et al.：Self-reported exercise tolerance and the risk of serious perioperative complications. Arch Intern Med. 159：2158-2192, 1999.

5) Fleisher, L. A., et al.：2014 ACC/AHA Guideline on Perioperative Cardiovascular Evaluation and Management of Patients Undergoing Noncardiac Surgery：Executive Summary：A Report of the American College of Cardiology/American Heart Association Task Force on Practice Guidelines. Circulation. 130：e278-e333, 2014.
Summary　米国心臓病学会/協会の非心臓手術における心疾患の評価と管理のガイドラインである．

6) Garcia, S., et al.：Usefulness of revascularization of patients with multivessel coronary artery disease before elective vascular surgery for abdominal aortic and peripheral occlusive disease. Am J Cardiology. 102：809-813, 2008.

7) POISE Study Group, Devereaux, P. J., et al.：Effects of extended-release metoprolol succinate in patients undergoing noncardiac surgery（POISE trial）：a randomised controlled trial. Lancet. 371：1839-1847, 2008.

8) Gage, B. F., et al.：Validation of clinical classification schemes for predicting stroke：results from the National Registry of Atrial Fibrillation. JAMA. 285（22）：2864-2870, 2001.

9) 日本循環器学会/日本不整脈心電学会合同研究班：不整脈薬物治療ガイドライン（2020 年改訂版），2020.

10) Douketis, J. D., et al., BRIDGE Investigators：Perioperative bridging anticoagulation in patients with atrial fibrillation. N Engl J Med. 373：823-833, 2015.

11) van der Pol, S., et al.：Perioperative bridging of vitamin K antagonist treatment in patients with atrial fibrillation：only a very small group of patients benefits. Europace. 21：716-723, 2019.

12) Steffel, J., et al.：The 2018 European Heart Rhythm Association practical guide on the use of non-vitamin K antagonist oral anticoagulants in patients with atrial fibrillation. Eur Heart J. 39：1330-1393, 2018.

PEPARS No.168：8-12, 2020

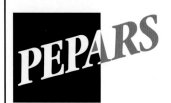

◆特集／実は知らなかった！新たに学ぶ頭頸部再建周術期管理の10の盲点

併存疾患を見る

2）頭頸部癌患者における 糖尿病管理について

平石 喜一郎*

Key Words：糖尿病(diabetes), 血糖コントロール(glycemic control), 経口血糖降下薬(oral hypoglycemic agent), インスリン(insulin), 周術期(perioperative period), 中心静脈栄養(total parenteral nutrition), 合併症(complication)

Abstract

① 術前の血糖コントロール目標は，空腹時血糖＜140 mg/dl，食後血糖＜200 mg/dl，尿ケトン体陰性とする．HbA1c は手術可否を決定する根拠にはならない．

② 空腹時血糖 200 mg/dl 以上，食後血糖 300 mg/dl 以上，尿ケトン体陽性のいずれかの場合は手術延期を勧めるとされているが，多くのケースで1～2週間あれば強化インスリン療法で目標を達成できる．そのため，糖尿病患者は事前に入院しインスリンによる血糖コントロールを行うことが望ましい．

③ 周術期の血糖コントロールはインスリン治療で行うのが最も安全である．

④ 術後の血糖コントロール目標は 140～180 mg/dl とする．重症低血糖を起こさないよう注意する．

⑤ 術後は蛋白異化を抑制するため1日あたりグルコース 100～150 g が必要である．末梢静脈点滴の場合はグルコース 5～10 g に対してレギュラーインスリン1単位を輸液内に混注する．

⑥ 中心静脈栄養の場合は，レギュラーインスリンを別ルートから持続投与するか，輸液内にインスリンを混注して血糖コントロールを行う．

はじめに

　糖尿病患者は術後合併症の頻度が 20～30％ と高く，死亡率も高い．また非糖尿病患者に比べて高血圧，虚血性心疾患，腎機能障害なども高頻度に合併している．そのため，術前からの周到な準備と周術期における細やかな血糖コントロールが必要となる．

術前の血糖値はどのくらいだったら 手術を許可してよいか？

　術前血糖コントロールの程度と手術の安全性に関しては一定の見解は得られていないが，一般的に，空腹時血糖＜140 mg/dl，食後血糖＜200 mg/dl，尿中ケトン体陰性を目標にすることが多い[1]．一方，空腹時血糖 200 mg/dl 以上，食後血糖 300 mg/dl 以上，尿ケトン体陽性のいずれかの場合は手術延期を勧めるとされているが，患者の耐糖能の問題のみで予定手術を延期するのは現実には困難なことが多いであろう．血糖値が明らかな要因なく大きく変動する不安定型の1型糖尿病患者など，特別コントロールに難儀する患者以外，大体のケースで1～2週間あれば強化インスリン療法で目標を達成できる．そのため，糖尿病患者は原則，手術の1週間（余裕があれば2週間）～3日前

* Kiichiro HIRAISHI, 〒261-8501 千葉市美浜区中瀬1丁目3番地 CD 棟2階 亀田総合病院附属幕張クリニック糖尿病内分泌内科, 部長

には入院しインスリンによる血糖コントロールを行うことが望ましい．なお HbA1c は過去2か月程度の血糖値の平均を反映するものなので，仮に HbA1c がかなり高い患者の血糖コントロールを入院翌日から正常化しても，手術日に<7.0％を達成することは不可能であり，手術可否を決定する根拠にはならない．

術前コンサルテーションのポイント

基本的にはコンサルテーションされた糖尿病内分泌科医が確認するであろうが，事前にわかっていたらありがたいこととしては，
- 糖尿病の病型（1型糖尿病でないかどうか）
- 直近の投薬内容と血糖コントロール状況（インスリン治療か内服治療か．何を内服下に HbA1c がどのくらいか）
- 進行性の糖尿病性網膜症がないか（急速な血糖コントロールができないため）

などであろう．

周術期の血糖コントロールの基本

基本的には周術期の血糖コントロールはインスリンが安全であり，手術当日には経口血糖降下薬は全て中止する．内服治療中の患者の術前血糖が前述の血糖コントロールの目標値を達成しているならば，インスリンに変更せずそのままの治療を継続してもよい．しかし大きな手術の場合は，経口血糖降下薬のうちメトホルミンとスルホニル尿素（SU）薬，SGLT2 阻害薬は中止した方がよい．

メトホルミンは重篤な副作用として乳酸アシドーシスがあり，腎機能低下時に起こりやすい．そのため造影剤投与時に一時中止することが広く知られている．周術期においては明確な規定はないが，大きな手術の場合は同様であり，乳酸アシドーシスを起こすリスクを避けるため，手術1～2日前に中止する[2]．メトホルミンを高用量で使用している場合，中止すると血糖が悪化することがあるので，その際はインスリンで管理する．最近はメトホルミン含有の配合剤もよく使用されるよ

うになってきており，見逃さないよう注意する．
＜メトホルミン含有配合剤例＞
- イニシンク® 配合錠（アログリプチン＋メトホルミン）
- エクメット® 配合錠（ビルダグリプチン＋メトホルミン）
- メトアナ® 配合錠（アナグリプチン＋メトホルミン）
- メタクト® 配合錠（ピオグリタゾン＋メトホルミン）

SU 薬は効果が長く，低血糖を遷延させるリスクがある．大きな手術の場合は前日には中止した方がよい．高齢者，腎機能低下例では効果が数日間持続することがあるので早めに中止する．中止後は原則インスリン治療に変更する．

SGLT2 阻害薬は尿から糖を排出させて血糖降下と体重減少をきたす比較的新しい薬剤である．周術期に同薬剤を中止すべきという規定はないが，利尿作用から脱水をきたすリスクがあり，同様に前日には中止した方が安全であろう．

術前の具体的な血糖コントロール

前述のように原則，手術の1週間～3日前に入院し血糖コントロールを試みる．内服治療中の患者は，時間的な余裕があればまず糖尿病食に変更した上で，これまでの治療法を継続し血糖4検（毎食前＋眠前）で48時間程度様子を見る．48時間程度であればインスリンのスライディングスケールを併用して構わない．それで目標血糖に達しているならば手術前日までその治療を継続してよい（ただし大きな手術の場合はメトホルミン，SU 薬，SGLT2 阻害薬は前日には中止する）．様子を見ても高血糖が持続する場合や，時間的余裕がない場合は経口血糖降下薬を中止，速やかに強化インスリン療法（毎食直前に超速攻型インスリン＋眠前に持効型インスリンを計4回打つ方法）を導入する．

強化インスリン療法中の患者は，インスリン量を調整しながら治療を継続，BOT（Basal supported oral therapy：経口血糖降下薬を服用しながら1日1回の持効型インスリンを併用する治療法)や混合型インスリン2回打ちの場合は，強化インスリン療法に変更しインスリン量を調整する．いずれの場合も入院による食生活の改善や服薬・注射コンプライアンスの向上に伴い，急速に血糖が改善することがあるので注意する．

術中の血糖コントロールについては，基本的には麻酔科が担当するので本稿では省略させて頂く．

術後の血糖コントロール目標について

Van den Berghe G らは外科 ICU 入院患者で血糖値の目標を80〜110 mg/dl とした強化群と，180〜200 mg/dl とした従来群で比較し，強化群で有意に死亡率が低下したことを報告した[3]．しかしその後に報告された NICE-SUGAR study によると，目標81〜108 mg/dl の強化群と 180 mg/dl 以下の従来群では，強化群で重篤な低血糖の頻度が増加したが死亡率は両群で差はなかった[4]．それを踏まえてアメリカ糖尿病学会のガイドラインでは急性期の目標値を140〜180 mg/dl としたが，低血糖を回避できるような状況であれば110〜140 mg/dl を目標としてもよいという表現がされている[5]．

まとめると術後の血糖コントロール目標は140〜180 mg/dl だが，低血糖が起こらなければ110〜140 mg/dl くらいでも構わないとなる．頭頸部癌患者においてもこのくらいが妥当であろう．

術後の具体的な血糖コントロール

術後の血糖コントロール目標は前述のように140〜180 mg/dl である．術後絶食時は蛋白異化を抑制するため1日あたりグルコース100〜150 g が必要であり，グルコース5〜10 g に対してレギュラーインスリン(ヒューマリン® R が一般的に使われている)1 単位を輸液内に混注するか，シリンジポンプを使い持続投与する．

末梢静脈点滴で管理する場合はインスリンを輸液内に混注する方が簡便である．例えばソリタ®-

T3 500 ml を点滴するならば，含有のブドウ糖は21.5 g なので，1バッグ内にレギュラーインスリンを，低血糖が怖い場合は2単位，血糖が高めで多少インスリンが多くても低血糖が起きなそうな場合は4単位，どちらとも言えないなら間を取って3単位混注する．短期間ならばインスリン皮下注射のスライディングスケールを併用してもよい．静脈内投与から皮下注射に移行する時には，インスリン作用が途切れないように，静脈注射中止の1時間前くらいに皮下注射を開始すると安全である．

頭頸部癌患者の術後においては，高カロリー輸液による中心静脈栄養を行うケースも多いと思われるため，項を改めて記載する．

中心静脈栄養中の具体的な血糖コントロール

1．インスリン投与方法

一般的に中心静脈栄養中の血糖コントロールには，レギュラーインスリンによるインスリン静脈内投与が行われる．その際，高カロリー輸液本体にインスリンを混注すると，輸液バック〜チューブ〜フィルターに吸着するインスリンが約10〜30％もあるため[6]（表1），点滴とは別ルートからのシリンジポンプによるインスリン持続投与が推奨されている．しかし実際は中心静脈栄養の患者全例にシリンジポンプを使用するのは，病院の規模にもよるが難しい場合もあろう．両投与法の利点，欠点をまとめておく．

A．輸液本体にレギュラーインスリンを混注
利　点：
• 必ずブドウ糖とインスリンが同じ速度で注入される．
欠　点：
• 輸液バッグやラインにインスリンが10〜30％吸着されてしまうリスクがある．
• 低血糖が起きた時に輸液本体ごと変更しなければならない．

表 1. 持続点滴におけるバッグ及び輸液ラインへのインスリンの吸着

＜持続点滴におけるバッグ内インスリン吸着率＞

	無添加	混合ビタミン剤添加	アルブミン添加
エチレンビニルアセテート(EVA)バッグ	9.5～22.4%	0～0.4%	7.0～9.9%
ポリエチレン(PE)バッグ	26.0～27.6%	5.3～7.5%	4.2～5.2%

＜持続点滴におけるバッグおよび輸液ラインへのインスリン吸着率＞

	無添加	混合ビタミン剤添加	アルブミン添加
エチレンビニルアセテート(EVA)バッグ	14.0～28.5%	2.9～10.0%	7.5～9.9%
ポリエチレン(PE)バッグ	29.8～35.7%	5.0～8.9%	4.5～6.5%

界面活性化作用を持った脂溶性ビタミン剤の添加によりインスリンの吸着はある程度抑制できる．アルブミン添加も有用ではあるが，保険請求を考えると実用的ではない．

（文献 6 より一部改変して転載）

B．シリンジポンプを用いてインスリンを別ルートから持続注入

利 点：
- インスリン注入量の調整が容易．
- 低血糖が起きた時にすぐにインスリンを中止できる．

欠 点：
- シリンジポンプ用の別ルートを用意しなくてはならず煩雑．
- 輸液本体の滴下不良やバッグが空になっていることに気づかなかった場合にインスリンのみ投与されてしまい，低血糖を誘発するリスクがある．

高カロリー輸液バッグ内へのインスリン混注はよくないとされているが，上記の利点，欠点を理解し選択すれば問題ない．高カロリー輸液開始時でインスリン量の細かい調整が必要な間はシリンジポンプを用いたインスリン持続投与を行い，インスリン必要量が固定できてから輸液バッグ内に混注するようにすればよい（ただしバッグへのインスリンの吸着により，混注の際のインスリン必要量が多くなる可能性は念頭に置いておく）．

2．インスリン投与量

インスリンのみ別ルートで静脈内投与する場合は生食 49.5 ml にレギュラーインスリン 50 単位（0.5 ml になる）をよく混和しインスリン 1 単位/ml の液を調整して，シリンジポンプにて持続注入を行う．インスリン必要量が多くなると必然的に投与液量も多くなり，シリンジポンプの注射本体を頻回に交換しなくてはならなくなる．その場合は生食 49.0 ml にレギュラーインスリン 100 単位（1.0 ml）で調整してもよいが，インスリン 2 単位/ml の濃い液になっていることに留意する．

末梢静脈点滴では前述のように通常ブドウ糖 5～10 g に対してレギュラーインスリン 1 単位で計算するが，高カロリー輸液投与の場合は，まずブドウ糖 10～20 g に対してレギュラーインスリン 1 単位（通常の半分の量）で計算し投与を開始，1～2 時間ごとに血糖を測定しながらインスリンを徐々に増量していく．血糖値が目標まで低下し，変動が少なくなれば血糖測定の間隔を拡げていく．

3．中心静脈栄養から経口摂取に移行する場合

中心静脈栄養から経口摂取に移行する時にはインスリン必要量が減少するため，それまで投与していたインスリンの 1 日総投与量の 8 割程度を目安に分割して，皮下注射による強化インスリン療法を開始する．頭頸部癌患者の手術は，咀嚼や嚥下に関わる部位に及ぶものであり，他の領域の癌患者に比べて特に経口摂取への移行が難しいと思われる．移行時に食事が全量摂取できるかわから

表 2. 術後摂食量が不安定な時のスライディングスケールの１例

＜通常のスライディングスケール（食前血糖に対する補正インスリン）＞

食前血糖(mg/d*l*)	レギュラーインスリン(ヒューマリン® R)
200 以下	0 単位
201～250	2 単位
251～300	4 単位
301～350	6 単位
351 以上	8 単位

＜主食摂取量に応じた食直後の追加インスリン（超速攻型インスリン）＞

摂食量(主食)	追加インスリン(食後打ち)
0～3 割	0 単位
4～6 割	3 単位
7～10 割	6 単位

超速攻型インスリン：ヒューマログ®，ノボラピッド®，アピドラ® など

ないので，経口摂取開始後しばらくは食前血糖値によるスライディングスケールや，主食摂取量に応じた食直後の超速攻型インスリンの皮下注射で対応する．１例を挙げておく（表2）．余談だが，スライディングスケールはこれならば完璧というものはなく，また短期的に高すぎる血糖を抑える目的という観点では大同小異である．変に拘った複雑なものを使用するより，患者が入院している病棟で汎用されているものを使用した方がヒューマンエラーも起こりにくいだろう．どんなスケールにするかより，使用する期間をなるべく短くすることに専心した方がよい．

手術の大きさにもよるが，術後3～7日後には手術侵襲に伴うストレスは治まり，インスリン必要量も減少するためインスリン過量投与による低血糖に注意する．術後感染症を合併するケースでは血糖が高値かつ不安定となるので，全身状態をよく把握する必要がある．

術前の経口血糖降下薬再開は，血糖コントロールと食事摂取が安定していることを確認してから行う．

おわりに

頭頸部癌患者における周術期の血糖コントロールについて解説した．頭頸部癌患者の周術期は侵襲度も高く，血糖コントロールが不安定になることも多いであろう．しかし多少目標値から外れてもすぐに不利益が生じるわけではなく，極端な高血糖や重症低血糖を起こさないような注意は必要だが，落ち着いて血糖管理を行えばよい．

参考文献

1) 日本糖尿病学会（編・著）：糖尿病専門医研修ガイドブック改訂第7版 日本糖尿病学会専門医取得のための研修必携ガイド．388，診断と治療社，2017.
2) Misbin, R. I., et al.：Lactic acidosis in patients with diabetes treated with metformin. N Engl J Med. **338**：265-266, 1998.
3) Van den Berghe, G., et al.：Intensive insulin therapy in critically ill patients. N Engl J Med. **345**：1359-1367, 2001.
4) NICE-SUGAR Study Investigators：Intensive versus conventional glucose control in critically ill patients. N Engl J Med. **360**：1283-1297, 2009.
5) American Diabetes Association：14. Diabetes Care in the Hospital：Standards of Medical Care in Diabetes 2018. Diabetes Care. **41**（Suppl 1）：S144-151, 2018.
6) 菅谷量俊ほか：高カロリー輸液バッグ・輸液セットにおけるインスリンの吸着抑制についての検討．Pharm Tech Japan. **9**：825-830, 1993.

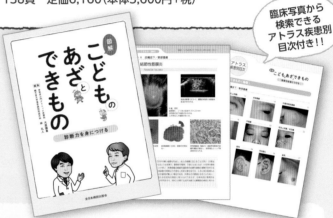

PEPARS No.168：14-20, 2020

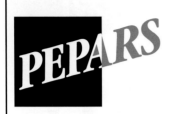

◆特集／実は知らなかった！新たに学ぶ頭頸部再建周術期管理の10の盲点

病棟・ICU 管理

1）頭頸部再建患者における術後輸液・栄養管理について

赤澤　聡[*1]　有川真生[*2]　景山大輔[*3]

Key Words：頭頸部再建（head and neck reconstruction），遊離組織移植（free flap transfer），周術期輸液管理（perioperative fluid management），目標指向型輸液療法（goal-directed therapy），昇圧剤（vasopressor），抗凝固療法（anticoagulation）

Abstract 　近年，ERAS プロトコールの導入により周術期管理の方法も変化してきている．それに伴い周術期の輸液管理が術後経過に影響を与えることが知られるようになり，輸液管理の方法は，積極的輸液療法よりも制限的輸液療法や目標指向型輸液療法（GDT）が推奨されるようになった．周術期の昇圧剤（ドブタミン，ノルエピネフリン）も，適切な血管内容量を保った状態で使用すれば遊離皮弁術後においても安全に使用できることが報告されている．我々形成外科医も多職種チーム医療の一員として，エビデンスのある輸液管理について理解しておく必要がある．当院における遊離皮弁を用いた頭頸部再建症例における周術期輸液管理および栄養管理についての概要を述べる．

はじめに

　頭頸部癌は，口腔・咽頭・喉頭など直接嚥下に関わる部位に発生するため，腫瘍による物理的障害や痛みなどにより経口摂取不良となり，術前に脱水や低栄養状態を呈していることが多い．さらに多量飲酒や喫煙歴のある患者も多く，周術期合併症リスクが高い患者が多いことも特徴である．遊離皮弁移植を用いた頭頸部再建手術では，このようなリスクを考慮し，皮弁血流を維持しながら術後合併症の発生を予防し，術後の早期回復を図る必要がある．近年，欧州において消化器外科領域から始まった ERAS（Enhanced Recovery After Surgery）プログラムが，様々な領域で普及し，頭頸部外科領域でも導入されてきている[1)2)]．ERAS プログラムは周術期における患者の安全性

の向上，合併症の減少，術後在院日数の短縮，コストの削減などを目的として開発されたもので，周術期の適切な輸液管理も重要な要素の1つとされている．

　多くの再建外科医は，皮弁血流や十分な静脈灌流を維持するために積極的な輸液管理を行い，できるだけ脱水を避けようとする傾向にある．術後の低血圧時対応にも昇圧薬の投与を避け，輸液で対応することが慣習的に行われてきたと思われる．しかし，近年，周術期の輸液管理の流れも変化してきており，再建外科医も多職種チーム医療の一員として，頭頸部外科医や手術期管理に関わる麻酔科・集中治療科の医師たちと方針を共有し，多職種チーム医療を実践していくためには，周術期輸液管理の現状についても十分に理解しておく必要がある．

　当院では，術後2～5日間は集中治療室にて麻酔・集中治療科の協力のもと周術期の輸液・栄養管理を行っている．本稿では，当院で行っている周術期輸液・栄養管理について昨今の周術期輸液管理の傾向を踏まえて報告する．

[*1] Satoshi AKAZAWA, 〒104-0045　東京都中央区築地 5-1-1　国立がん研究センター中央病院形成外科，科長
[*2] Masaki ARIKAWA, 同，医員
[*3] Daisuke KAGEYAMA, 同，医員

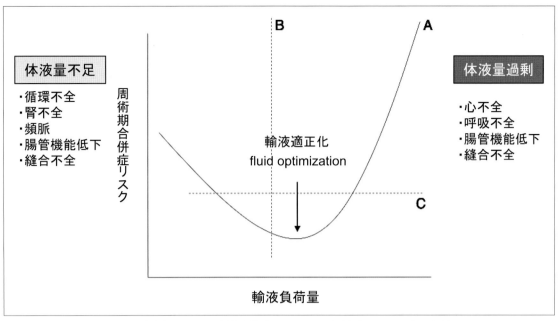

図 1. 輸液負荷量と周術期合併症リスクの関連（文献 10 より引用改変）
　　　A：周術期合併症発生リスク発生率の仮定ライン
　　　B：制限輸液と非制限輸液の境界線
　　　C：適正輸液の境界線

周術期輸液管理

　周術期輸液管理の目的は，循環血液量を適切に保ちながら臓器血流および臓器への酸素供給量を維持することである．また，術中の輸液管理が術後合併症などの術後経過にも影響を与えることが知られるようになっている．適切な輸液量について明確に定義することは困難であるが，周術期輸液管理の主流は従来の積極的輸液療法を中心とした管理から，ERAS でも推奨される制限的輸液療法や目標指向型輸液療法（GDT；goal-directed therapy）へと変化してきている．

1．積極的輸液療法と制限的輸液療法

　従来型の積極的輸液療法では，術前からの脱水補正，導入時負荷，出血やサードスペースへの移行などを考慮し，晶質液投与により尿量を維持することを重視した管理が行われていた．しかし，積極的輸液療法では，輸液過剰（水分・ナトリウム過剰）に伴う心不全，肺合併症，腸管浮腫による腸管機能低下や腸管の縫合不全，組織浮腫，創傷治癒遅延などにより術後回復が遅れることが問題点とされている[3)4)]．また，遊離皮弁移植術において

も輸液負荷が過剰であると吻合部血栓形成などの術後合併症が増加することが報告されている[5)6)]．
近年では，ERAS の導入に伴い，水分およびナトリウムを制限する制限的輸液療法が行われるようになり，積極的輸液療法と比較して肺合併症が減少し，術後の腸管機能の改善が早く，在院日数が短縮することが示されている[7)8)]．しかし，その一方で極端な輸液制限を行った場合では，組織酸素供給量の不足に伴い，術後の腎障害，腸管機能低下などの合併症出現の危険性も報告されている[9)]．このように，積極的輸液療法でも制限的輸液療法でも行き過ぎた管理では，周術期合併症が増加すると考えられており，循環血液量を適正に保ち心拍出量を維持することで組織での灌流圧および酸素供給量を保つ適正輸液（fluid optimization）を行うことが重要とされている[10)]（図 1）．そのため，近年では輸液の指標として血圧，心拍数，尿量などの「静的指標」ではなく「動的指標」を用いて目標を決定し，適正輸液を行う GDT が行われるようになってきている．

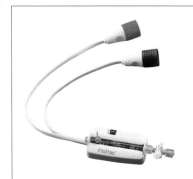
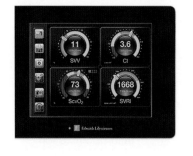
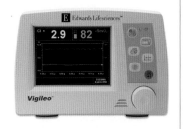

フロートラックセンサー　　　　EV1000クリティカルケアモニター　　　　ビジレオモニター

図 2. フロートラックシステム

（エドワーズライフサイエンス社ホームページより）

2. 目標指向型輸液療法（GDT；goal-directed therapy）

GDT とは，適正な循環血液量の維持を目的として行う輸液管理であり，あらかじめ血行動態の指標を用いて設定した目標（goal）を達成するように輸液を行う方法である．晶質液による維持輸液（制限輸液療法）を基本とし，血圧，尿量以外の血行動態目標を設定して，循環血液量の維持に膠質液を補充する管理方法である．GDT は，遊離皮弁移植を伴う頭頸部癌手術領域でも ERAS の導入とともに施行されるようになり，その成果が示されている[11][12]．

従来，輸液の指標は，血圧や心拍数，中心静脈圧，尿量などの「静的指標」が用いられていたが，「静的指標」については問題点が指摘されている．血圧や心拍数は，生体内代償機構により変化が認められにくく，異常が認められた時点では，すでに組織血流が低下しているため，適正な循環血液量を保ちながら組織酸素供給量を維持するという適正輸液の目的を達成できない．中心静脈圧や尿量に関しても，輸液の指標としての信頼性が低いことが報告されている[13][14]．そのため GDT においては，輸液反応性の指標として「動的指標」が用いられている．GDT では，適正な心拍出量（CO；cardiac output）を維持することを目標とするために，その指標として 1 回拍出量（SV；stroke volume），1 回拍出量係数（SVI；stroke volume

index）や 1 回拍出量変数（SVV；stroke volume variation）などが用いられている．当院では，これらの指標を低侵襲に測定するために観血的動脈圧測定ラインを利用するエドワーズライフサイエンス社のフロートラックシステム（以下，フロートラック）を使用している（図 2）．

3. GDT で用いられるパラメーターと GDT プロトコール

フロートラックは，フロートラックセンサーと EV1000 クリティカルケアモニターもしくはビジレオモニターにより構成される連続的動脈圧心拍出量モニターである．フロートラックを用いて測定できる項目を表 1 に示す．当院では，主に SVI と SVV をモニタリングの指標として用いている．SVI は，SV を体表面積で割ったものである．SVI の低下は，心筋運動自体の低下か前負荷（血管内容量）低下のいずれかによって生じる．周術期（特に頭頸部癌手術中）に心筋運動の評価を行うことは容易ではないため，まず血管内容量を評価する．十分な血管内容量があっても SVI が低下している場合には，心筋運動の低下を疑って対応する．血管内容量が減少すると SV の呼吸性変動が認められることが知られている．SVV は，そのパラメーターで血管内容量の指標である．実際の運用においては，それぞれの施設で GDT プロトコールが作成され運用されている．当院で使用している GDT プロトコールの例を図 3 に示す．術

表 1. フロートラックシステムで得られる循環動態パラメータ

CO	心拍出量 (cardiac output) 心臓が 1 分間に送り出す血液の量 (1 回拍出量×心拍数)	$4.0 \sim 8.0\ l/min$
CI	心係数 (cardiac index) 心拍出量÷体表面積で算出する値	$2.5 \sim 4.0\ l/min/m^2$
SV	1 回拍出量 (stroke volume) 心室が 1 回の収縮で拍出する量	$60 \sim 100\ ml/beat$
SVI	1 回拍出量係数 (stroke volume index) 1 回拍出量÷体表面積で算出する値	$33 \sim 47\ ml/beat/m^2$
SVV	1 回拍出量変化 (stroke volume variation) 1 回拍出量の呼吸性変動を変化率 (%) で表した値	$10 \sim 15\%$ 以上で輸液反応性あり
SVR	体血管抵抗 (systemic vascular resistance) 左室の拍出に対する抵抗	$800 \sim 1,200\ dyne \cdot sec/cm^5$
SVRI	体血管抵抗係数 (systemic vascular resistance index) 体血管抵抗算出時，心拍出量の代わりに心係数を使用したもの	$1,970 \sim 2,390\ dyne \cdot sec/cm^5/m^2$

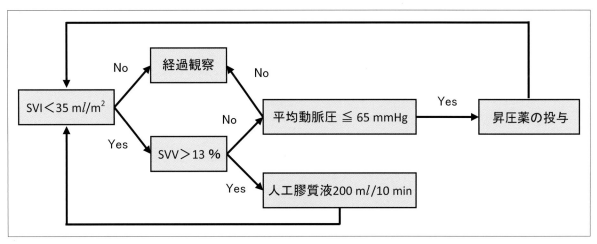

図 3. GDT プロトコールの例
SVI：stroke volume index, SVV：stroke volume variation

中に SVI の低下が認められた場合，SVV により血管内容量を推定し，SVV 上昇が認められる場合には輸液追加を行い，輸液反応性を評価する．SVV 上昇がなく血圧低下を認める場合には，心筋運動の低下を疑い昇圧薬や強心薬の使用を検討する．このように SVI や SVV を指標とすることで適切なタイミングで輸液追加を行うかどうかを判断し，適正な循環血液量を維持することができる．

4. 術後管理

術後も GDT で管理を行う．ただし，SVV は 1 回換気量・胸腔内圧が一定の完全調節呼吸下でな

ければ信頼度が低下するため，術後の血管内容量の指標としては使用できない．術後に問題になるのは，皮弁血流に影響がある低血圧への対応である．低血圧の基準は，通常は 100 mmHg としているが，術前安静時の血圧を考慮して設定する．術後に低血圧が持続する場合は，体位変換や解熱鎮痛薬，血管拡張薬の投与などの一時的な原因の有無や術後出血や感染による敗血様症状などの特殊な原因がないかを検索する．それらの原因が認められない場合は，ICU 入室時からの水分バランスを評価し，輸液不足が疑われる場合には輸液負荷

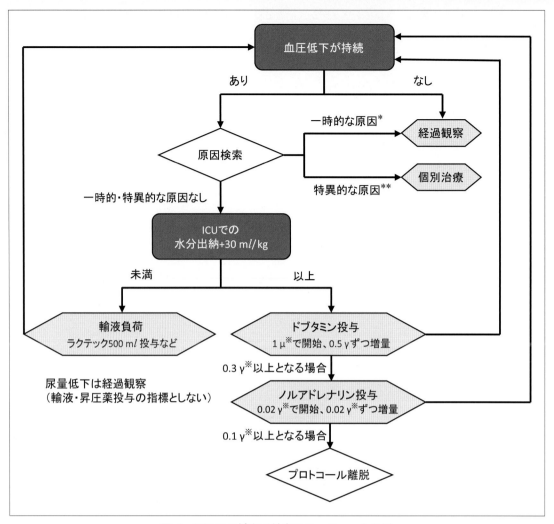

図 4. ICU での低血圧対応フローチャートの例
*一時的な原因：体位変換，解熱鎮痛薬など，**特異的な原因：術後出血，感染による敗血様症状
※$\gamma = \mu$g/kg/min

を行う．すでに十分な輸液が行われている場合は，昇圧剤投与を行う．通常はドブタミン投与から開始し，高用量となる場合はノルアドレナリンの投与も検討する(図4)．

5．昇圧剤

多くの再建外科医は，ドパミン，ドブタミン，ノルエピネフリンなどの昇圧剤を使用することで，血管収縮により皮弁血流が低下したり，皮弁の鬱血が生じたりする可能性があると考え，昇圧剤の使用に否定的である．しかし，動物モデルでは昇圧剤投与により，正常組織では血流が低下したが，皮弁血流は平均動脈圧の変化に応じて増加することが示されている[15]．また，臨床的にもエ

ピネフリン，ノルエピネフリン，ドブタミン，ドペキサミンを比較した前向き研究では，ノルエピネフリン，ドブタミンで皮弁血流が改善し，そのうちノルエピネフリンで最も改善が得られることが示されている[16)17]．また，前腕皮弁を用いた頭頸部再建症例でのノルエピネフリンとドパミンの効果についてのランダム化比較試験では，ノルエピネフリンやドパミンが安全に使用できることも報告されている[18]．ただし，ドパミンは血圧を維持するために投与量が多くなる傾向があり，副作用のリスクが高くなるために注意が必要なことが指摘されている．このように昇圧剤に関しては，ドブタミンやノルエピネフリンを適切な血管内容

表 2. 術後経管栄養の例

術後1日目より経管栄養を開始する．術後早期は消化態栄養剤（ペプタメン® AF など）で
開始する．その後は漸次増量して術後4日目より半消化態栄養剤（サンエット®-N3 など）に
変更している．輸液量は，経管栄養の増加に合わせて漸減する．

	当日	1日	2～3日	4日	5日
経管栄養	―	ペプタメン® AF 20 ml/hr	ペプタメン® AF 25 ml/hr	サンエット®-N3 40 ml/hr	サンエット®-N3 60 ml/hr
輸液量	ソルデム®3A 80 ml/hr	ソルデム®3A 60 ml/hr	ソルデム®3A 55 ml/hr	ソルデム®3A 40 ml/hr	ソルデム®3A 20 ml/hr

量を保った状態で使用すれば，術中・術後低血圧に対して血圧を上昇させることで皮弁血流の増加に働くため，周術期の低血圧時の使用については問題ないと考えられる．ただし，皮弁挙上前に使用する場合には，穿通枝攣縮により剝離操作が困難になる可能性もあり，術中に使用するタイミングについては，症例ごとに麻酔科医と十分に相談する必要がある．

6．周術期抗凝固療法

米国においての調査では，97％の再建外科医が周術期になんらかの抗凝固療法を行っていることが報告されている[19]．権東ら[20]の本邦100施設のアンケート調査では，回答のあった67施設のうち43施設（64.2％）で術中・術後のヘパリン投与が行われていた．また，抗凝固療法を考慮する要素としては，術中再吻合や血栓形成，吻合血管の内膜の異常の順で重要と捉えられていた．ヘパリン投与については，皮弁生着や合併症に有意差がないことが報告されている[21]．また，Numajiri らは，ヘパリン投与により皮弁生着に有意差はないが，術後出血が増加すると報告している[22]．当院では，術後出血のリスクを考慮して，通常は術中・術後の抗凝固療法は行っていない．ただし，術中に吻合部血栓を生じた症例や吻合部血栓に伴う再手術症例などでは，術中・術後にヘパリン投与を行うことがある．その場合は，APTTの値が1.5～2倍となることを目安に1日量1～2万単位の範囲で静脈内持続投与を行っている．

術後栄養管理

術後栄養管理は，経管栄養にて行う．経管栄養チューブは，できるだけ咽頭異和感が生じないように，しなやかで細いチューブを使用する．当院では，術中に 10 Fr. のフィーディングチューブを胃内に留置している．早期の経管栄養開始に関する有用性や安全性については，消化器外科領域ですでに報告されており，広く行われるようになっている[23]．当院では，以前は術後2，3日目より経管栄養の投与を開始していたが，現在では ERAS プロトコル導入により術後1日目から投与を開始している．当院における経管栄養投与スケジュールの例を表2に示す．投与方法は持続投与で，術後1日目の朝より 20 ml/hr で投与を開始し，漸次増量していく．投与開始後は，腹部膨満や下痢などの腹部症状に注意する．それらの症状が認められる場合は，減量や中止も検討する．輸液量は，経管栄養投与量に合わせて漸減していく．経管栄養開始後も前述の通り，適正な循環血液量が維持されるように GDT は継続する．特に下痢が生じた場合の脱水には注意が必要である．ICU 退室後（通常は術後5～7日目）にビデオ嚥下造影検査（VF 検査）を行い，嚥下機能の評価にあわせて経口摂取を開始している．

まとめ

当院の周術期輸液療法および栄養管理について概要を述べた．術前合併症のない定型的な頭頸部再建手術においては，厳密な輸液管理の重要性は低い．しかし，がん患者の高齢化が問題となっている現在，合併症を有する症例も多く，GDT による適正な輸液管理が必要となる症例も増加してきていると思われる．本邦においても，頭頸部再建領域での ERAS プロトコルの導入が始まっており，今後更なる知見が得られると思われる．従来の経験に基づいた管理ではなく，エビデンスに基づいた周術期管理を行うことで，さらなる手術

成績の向上を目指していく必要がある.

参考文献

1) Fearon, K. C. H., et al. : Enhanced Recovery After Surgery : A consensus review of clinical care for patients undergoing colonic resection. Clin Nutr. **24** : 466-477, 2005.

2) Adamina, M., et al. : Enhanced recovery pathways optimize health outcomes and resource utilization : a meta-analysis of randomized controlled trials in colorectal surgery. Surgery. **149** : 830-840, 2011.

3) Holte, K., et al. : Pathophysiology and clinical implications of perioperative fluid excess. Br J Anaesth. **89** : 622-632, 2002.

4) Lobo, D. N., et al. : Effect of salt and water balance on recovery of gastrointestinal function after elective colonic resection : a randomized controlled trial. Lancet. **359** : 1812-1818, 2002.

5) Ettinger, K. S., et al. : Higher perioperative fluid administration is associated with increased rates of complications following head and neck microvascular reconstruction with fibular free flaps. Microsurgery. **37** : 128-136, 2017.

6) Booi, D. I. : Perioperative fluid overload increases anastomosis thrombosis in the free TRAM flap used for breast reconstruction. Eur J Plast Surg. **34** : 81-86, 2011.

7) Brandstrup, B., et al. : Effects of intravenous fluid restriction on postoperative complications : comparison of two perioperative fluid regimens : a randomized assessor-blinded multicenter trial. Ann Surg. **238** : 641-648, 2003.

8) Nisanevich, V., et al. : Effect of intraoperative fluid management to outcome after intraabdominal surgery. Anesthesiology. **103** : 25-32, 2005.

9) Futier, E., et al. : Conservative vs restrictive individualized goal-directed fluid replacement strategy in major abdominal surgery : a prospective randomized trial. Arch Surg. **145** : 1193-1200, 2010.

10) Bellamy, M. C. : Wet, dry or something else? Br J Anaesth. **97** : 755-757, 2006.

11) Lahtinen, S. L., et al. : Goal-directed fluid management in free flap surgery for cancer of the head and neck. Minerva Anestesiol. **83** : 59-68, 2017.

12) Hand, W. R., et al. : Intraoperative goal-directed hemodynamic management in free tissue transfer for head and neck cancer. Head Neck. **38** : e1974-e1980, 2016.

13) Marik, P. E., Cavallazzi, R. : Does the central venous pressure predict fluid responsiveness? An updated meta-analysis and a plea for some common sense. Crit Care Med. **41** : 1774-1781, 2013.

14) Soni, N. : British consensus guidelines on intravenous fluid therapy for adult surgical patients (GIFTASUP) : Cassandra's view. Anesthesia. **64** : 235-238, 2009.

15) Lecoq, J. P., et al. : Effect of adrenergic stimulation on cutaneous microcirculation immediately after surgical adventitiectomy in a rat skin flap model. Microsurgery. **28** : 480-486, 2008.

16) Eley, K. A., et al. : Epinephrine, norepinephrine, dobutamine, and dopexamine effects on free flap flap skin blood flow. Plast Reconstr Surg. **130** : 564-570, 2012.

17) Eley, K. A., et al. : Power spectral analysis of the effects of epinephrine, norepinephrine, dobutamine and dopexamine on microcirculation following free tissue transfer. Microsurgery. **33** : 275-281, 2013.

18) Raittinen, L., et al. : The effect of norepinephrine and dopamine on radial forearm flap partial tissue oxygen pressure and microdialysate metabolite measurements : a randomized controlled trial. Plast Reconstr Surg. **137** : 1016-1023, 2016.

19) Spiegel, J. H., et al. : Microvascular flap reconstruction by otolaryngologists : prevalence, postoperative care, and monitoring techniques. Laryngoscope. **117** : 485-490, 2007.

20) 権東容秀ほか：日本での皮弁モニタリングおよび術中術後薬剤に関するアンケートの検討. 日マイクロ会誌. **23** : 283-294, 2010.

21) Chen, C. M., et al. : Is the use of intraoperative heparin safe? Plast Reconstr Surg. **121** : 49e-53e, 2008.

22) Numajiri, T., et al. : Use of systemic low-dose unfractionated heparin in microvascular head and neck reconstruction : Influence in free-flap outcomes. J Plast Surg Hand Surg. **50** : 135-141, 2016.

23) Zhuang, C. L., et al. : Early versus traditional postoperative oral feeding in patients undergoing elective colorectal surgery : a meta-analysis of randomized clinical trials. Dig Surg. **30** : 225-232, 2013.

ここからスタート！
眼形成手術の基本手技

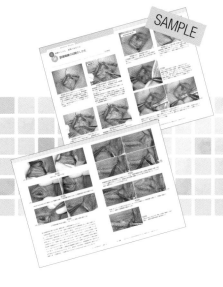

SAMPLE

編集 　鹿嶋友敬　新前橋かしま眼科形成外科クリニック
　　　　　　　　　群馬大学眼科
　　　　　　　　　帝京大学眼科
　　　　今川幸宏　大阪回生病院眼科
　　　　田邉美香　九州大学大学院医学研究院眼科学分野

B5 判　オールカラー　184 頁
定価（本体価格 7,500 円＋税）
2018 年 1 月発行

眼形成手術に必要な器具の使い方、症例に応じた手術デザインをはじめ、麻酔、消毒、ドレーピングを含めた術中手技の実際を、多数の写真やシェーマを用いて気鋭のエキスパートが解説！
これから眼形成手術を学んでいきたい眼科、形成外科、美容外科の先生方にぜひ手に取っていただきたい1冊です。

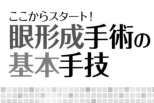

ここからスタート！
眼形成手術の
基本手技

鹿嶋友敬　新前橋かしま眼科形成外科クリニック／群馬大学眼科／帝京大学眼科
今川幸宏　大阪回生病院眼科
田邉美香　九州大学大学院医学研究院眼科学分野

解剖，器具選び，
手術デザイン，麻酔，
術中手技，周術期管理まで
眼形成手術の
「押さえるべき基本」を
解説！

全日本病院出版会

CONTENTS

1. 眼瞼を知る／2. 器具の選び方／3. 眼瞼の手術デザイン／4. 麻酔をマスターする／5. 消毒のしかた／6. ドレーピング／7. 切開のコツ／8. 剥離のしかた・組織の見分け方／9. 止血を極める／10. 縫合／11. 周術期管理／コラム

全日本病院出版会　〒113-0033 東京都文京区本郷 3-16-4　Tel:03-5689-5989
www.zenniti.com　　　　　　　　　　　　　　　　　　Fax:03-5689-8030

PEPARS No.168：22-26, 2020

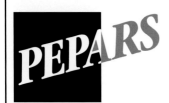

◆特集／実は知らなかった！新たに学ぶ頭頸部再建周術期管理の10の盲点

病棟・ICU 管理

2）頭頸部再建における ERAS プログラムを用いた早期離床

中尾淳一[*1]　中川雅裕[*2]　安永能周[*3]

Key Words：ERAS(enhanced recovery after surgery)，頭頸部再建(head and neck reconstructive surgery)，多職種チーム医療(multidisciplinary team care)，早期離床(early mobilization)

Abstract　ERAS(Enhanced Recovery After Surgery)と呼ばれる術後回復強化プログラムが世界中の外科の領域で広まっており，頭頸部再建領域でもガイドラインが作成された．ERAS は従来の慣習的な周術期管理とは異なり，術後回復と関連の高い因子を evidence に基づいて推奨度分類を行っている．ERAS の運用は多職種の連携が必要となり必ずしも容易ではないが，コンプライアンス率が高いほど合併症の低下や在院日数の短縮に寄与する．

はじめに

　頭頸部再建は侵襲が大きく長時間手術であることが多いことから，他診療科や手術室スタッフより「ジビロング（耳鼻科ロング手術）」などと皮肉られることがある．術後早期離床を行うためには，手術時間をできるだけ短縮して手術侵襲を少なくすることが重要であることは言うまでもないが，手術時間以外に影響を与える因子についても考慮しなければならない．

　当院は開院時より，頭頸部再建に限らず，医師・歯科医師・看護師・薬剤師・理学療法士・作業療法士・管理栄養士・社会福祉士・検査技師・事務など院内のあらゆる職種が連携し「多職種チーム医療」を行い，お互いの専門性を生かした治療に取り組んできた．

　多職種チーム医療を踏襲しながら，近年は従来の慣習的な周術期管理ではなく，それぞれの専門分野において Evidence に基づいた管理を行う ERAS（イーラス）を取り入れ実践している（図1）．

　本稿では ERAS の有用性と当院での ERAS を用いた早期離床の実際について説明する．

ERAS（イーラス）

　ERAS は Enhanced Recovery After Surgery の略で「術後回復強化プログラム」という意味である．2001 年に欧州静脈経腸栄養学会（ESPEN；European Society for Parenteral and Enteral Nutrition）により提唱されて世界中に広まり，ERAS Society(http://www.erassociety.org)という組織により ERAS の啓発活動が行われている．

*1 Junichi NAKAO, 〒411-8777　静岡県駿東郡長泉町下長窪 1007　静岡県立静岡がんセンター再建・形成外科，医長
*2 Masayuki NAKAGAWA, 〒431-3192　浜松市東区半田山一丁目20番1号　浜松医科大学医学部附属病院形成外科，特任教授
*3 Yoshichika YASUNAGA, 静岡県立静岡がんセンター再建・形成外科，部長

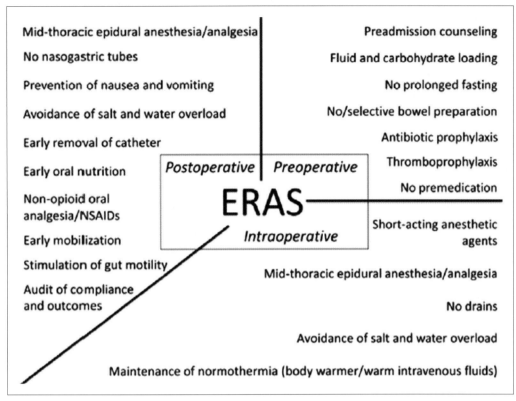

図 1. ERAS 構成因子（文献 5 より抜粋）

ERAS の原型は，1999 年 Kehlet らにより報告された結腸手術患者のために開発されたプロトコールである[1]．疼痛管理，早期離床，集学的リハビリテーションを導入することによって，従来の方法と比較して術後入院日数が劇的に短縮することが報告された．その後結腸手術患者に ERAS プログラムが実施されると合併症率の低下と在院日数が短縮することが示された[2]．適応疾患は徐々に拡大し，現在 30 もの術式に対して ERAS ガイドラインが作成されている．この中には頭頸部再建だけでなく，我々形成外科医と関連の深い乳房再建に対するガイドラインも含まれている[3][4]．

ERAS は術後回復と関連の高い因子をピックアップして，慣習的に行われてきた方法を evidence に基づいた方法へ変更し，さらに evidence に基づく方法を組み合わせることによって，患者の負担を減らしつつ術後の回復力を高めることを目標としている．その結果，合併症率の低下や在院日数の短縮，医療コストの削減などを期待することができる[5]．

頭頸部再建の ERAS ガイドラインには 17 項目が取り上げられている（表 1）が，本書のテーマに沿って特に早期離床に関連する項目について説明する．

術前患者教育

頭頸部再建において術前患者教育と臨床転帰に関するエビデンスレベルの高い研究は存在しないが，頭頸部再建では手術内容と術後経過が特殊であることから，離床を円滑に進めるために詳細な説明と本人・家族の理解が重要である．

具体的には血管吻合をはじめとした手術内容および術後経過，早期離床の重要性について十分な説明を行う必要がある．当院では切除・再建執刀医による手術説明の他に，口腔ケアや術後リハビリテーション，栄養指導についても各部門から説明を行い，必要に応じて術前から積極的な介入を

表 1. 頭頸部再建における ERAS

項　目	内　容	エビデンスレベル	推奨度
術前患者教育	医療従事者から手術に関する説明や指導を受けるべきである.	低	強
周術期栄養管理	特に嚥下障害やリフィーディング症候群に焦点を当て栄養評価を行い，適切な栄養管理が必要である.	高	強
	栄養補助が必要な患者へ術前経腸栄養投与を実施すべきである.	低	弱
	免疫栄養に関するデータは不十分である.	中	条件付き
	飲水は術前 2 時間前まで許可すべきである.	高	強
	固形物は術前 6 時間前まで摂取可能である.	低	強
	術前の炭水化物含有水（カーボローディング）の投与を考慮すべきである.	低	条件付き
	術後経口摂取できない患者には，術後 24 時間以内に経管栄養を開始すべきである.	中	強
血栓予防	頭頸部再建は静脈血栓塞栓症のリスクが高く薬物学的予防が必要だが，薬剤投与時は症例ごとに出血のリスクに注意する.	高	強
抗菌薬予防投与	頭頸部再建のような準清潔手術の抗菌薬予防投与は，術前 1 時間前と術後 24 時間投与すべきである.	高	強
術後悪心嘔吐（PONV）予防	PONV を軽減するために，ステロイドや制吐薬の投与を考慮すべきである.	高	強
麻酔前投薬	短時間作用型の抗不安薬の投与をすべきであり，長時間作用型の抗不安薬やオピオイドの使用は避けるべきである.	高	強
標準麻酔プロトコール	副作用を減らし速やかに麻酔から覚醒できるよう，特に高齢者では深過ぎる麻酔法を回避すべきである.	低	強
低体温予防	術中の正常体温を保つため，術中の体温管理が必要である.	高	強
周術期輸液管理	過不足無い輸液投与が必要である.	中	強
集中治療室管理	低リスク患者では慣習的な集中治療室への入室は不要である.	低	弱
疼痛管理	オピオイドを控えた NSAIDs，COX 阻害剤，アセトアミノフェンによる多角的鎮痛法が適しており，不十分な場合は IV-PCA を検討する.	中	強
皮弁モニタリング	術後 24 時間は 1 時間ごとに経験のあるスタッフがモニタリングを行うべきである.	中	強
離床	術後 24 時間以内の離床が推奨される.	中	強
創部管理	頸部の複雑な創傷には NPWT の使用が推奨される.	高	強
	皮弁採取部に NPWT の使用を考慮しても良い.	中	強
	採皮部にポリウレタンフィルムやハイドロコロイドドレッシングを使用すべきである.	高	強
尿道カテーテル	患者が排尿できれば 24 時間以内のカテーテル抜去が望ましい.	高	強
気管切開管理	気管カニューレの抜去と気管切開孔の閉鎖が推奨される.	高	強
	カニューレ抜去後の気管切開部は外科的な閉鎖が推奨される.	中	強
術後肺理学療法	肺理学療法は術後できるだけ早期に開始すべきである.	高	強

行っている.

皮弁モニタリング

普遍的で完全な皮弁モニタリング方法は未だ存在しないが，ほとんどの血管合併症は術後 24 時間以内に発生する[6]．このため ERAS ガイドラインでは，手術後 24 時間以内は 1 時間ごとの皮弁チェックを強く推奨している[7]．

当院ではマンパワーの点より初回の皮弁チェックを術後 1～2 時間で行い，その後は 6～8 時間ごとのチェックとしているが，異常時は速やかに対処できるシステムを構築している．また論文未発表の内容であるが，ほとんどの動脈吻合部血栓は血流再開後 20 分以内に形成するため，血流再開後 20 分時に一度手術の手を止め吻合部の観察を行うことで，動脈吻合部血栓をいち早く発見し対処

することができる.

離床

　遊離皮弁の血流を安定させるという目的で，かつては十分な evidence がないまま術後数日間をベッド上安静とし，徐々にギャッジアップを進めて慎重に離床させていた時代があった[8]. しかし現在では，頭頸部再建後の離床遅延は肺炎の危険因子となるのみで，早期に離床を行っても皮弁壊死の発生率は増加しなかったとの報告[9]や，離床時期を早めれば早めるほどせん妄の発生率が低下したとの報告[8]があり，ERAS ガイドラインでも24 時間以内の離床が推奨されている.

　ERAS ガイドラインでは離床の具体的な方法までは示されていない. 当院の離床の例を紹介すると，手術後から翌朝まで人工呼吸管理を行い，翌朝呼吸器から離脱後，意識障害と四肢麻痺がないことを確認し，ギャッジアップをほぼ90°まで行っている. 日中はできるだけ座位のまま過ごしてもらい，夕方には医師の付き添いのもとで離床し，トイレまで歩行する.

　早期離床の課題は，術後悪心嘔吐(postoperative nausea and vomiting；PONV)の予防や疼痛管理[10]であり，ERAS ガイドラインに基づいて対応を行う.

尿道カテーテル留置

　頭頸部再建を対象にした尿道カテーテル留置期間の研究はないが，他領域の報告では複数のランダム化比較試験が存在する. 尿道カテーテルの留置が長引くと尿路感染症の発生率が5%から43%に上昇したという報告があり，24 時間以内の尿道カテーテル抜去を推奨している[11][12].

　当院では離床後，自立トイレ歩行が可能になり次第，尿道カテーテルを抜去している.

術後気道管理

　気管切開の実施は入院の長期化につながるため[13]，可能であれば気管切開を行わずに術翌朝まで挿管管理を行った後に抜管する方がよい.

ERAS ガイドラインでは，骨や上顎の再建を伴わない選択的な口腔再建では原則的に気管切開を必要としないとされている. しかし，併存疾患の有無，腫瘍の病期と部位，アルコール摂取歴，欠損の大きさ，両側頸部郭清が行われたかどうかで最終決定すべきとされており，口腔周囲の再建では，ほとんどの症例で気管切開が必要になると考えられる[13]~[15].

　気管カニューレ抜去は呼吸・嚥下リハビリテーションを進める上で重要である. 抜去のタイミングに関する文献は様々であるが，共通して抜去前の capping trial(後述)の実施を推奨している[16].

　当院では気管切開を行った場合，次のように気管カニューレの段階的な抜去を行っている. 手術直後は単管式カフ付きカニューレを留置し，第2病日に処置室で複管式カニューレに変更している. カニューレの固定には専用のバンドや紐を使用しているが，体表から比較的浅い位置を走行する外頸静脈などの血管と血管吻合せざるを得なかった場合は，固定バンドにより血管吻合部が圧迫されないように，カニューレを直接頸部皮膚へ縫合固定している.

　また，術直後に複管式カニューレを使用しない理由は，当院では術翌朝まで人工呼吸管理を行っているため，呼吸器の回路が複管式カニューレの内筒とともに誤って外れる事故を防ぐためである.

　最終的に気管カニューレを抜去する前に，スピーチカニューレに入れ替えている. 気管支鏡で喉頭や中咽頭，皮弁の浮腫が引き，気道が広がってきたことを確認してから，複管式カニューレよりスピーチカニューレに変更している. その後，スピーチカニューレのバルブに蓋をしても呼吸状態に問題がないことを確認(capping trial)してからスピーチカニューレを抜去している.

　ERAS ガイドラインは気管カニューレ抜去後，気管切開部の外科的な縫合閉鎖を推奨している. 縫合部に感染が起きなければ外科的に縫合閉鎖した方が早く創治癒するため[17]，気管切開部の閉鎖が退院の律速段階となり得る患者では，積極的に縫合閉鎖を行った方がよい.

おわりに

　頭頸部再建術後の ERAS ガイドラインの解説と当院の具体的な運用方法の紹介を行った．実臨床では全てを ERAS の項目に沿って治療を行うことは困難であるが，ERAS のコンプライアンス率が高いほど合併症率の低下や在院日数の短縮に寄与するとされており，少しでも多くの項目を運用できる多職種チーム医療のシステム構築が重要である．

参考文献

1) Kehlet, H., Mogenson, T. : Hospital stay of 2 days after open sigmoidectomy with a multimodal rehabilitation program. Br J Surg. **86** : 227-230, 1999.
　Summary　ERAS の原型となったリハビリテーションプログラム．

2) Fearon, K. C., et al. : Enhanced recovery after surgery : a consensus review of clinical care for patients undergoing colonic resection. Clin Nutr. **24** : 466-477, 2005.
　Summary　結腸切除に対する ERAS プログラム．

3) Dort, J. C., et al. : Optimal perioperative care in major head and neck cancer surgery with free flap reconstruction : a consensus review and recommendations from the Enhanced Recovery After Surgery Society. JAMA Otolaryngol Head Neck Surg. **143** : 292-303, 2017.
　Summary　頭頸部再建領域における ERAS ガイドライン．

4) Temple-Oberle, C., et al. : Consensus review of optimal perioperative care in breast reconstruction : Enhanced Recovery after Surgery (ERAS) Society Recommendations. Plast Reconstr Surg. **139** : 1056-1071, 2017.
　Summary　乳房再建領域における ERAS ガイドライン．

5) Varadhan, K. K., et al. : The enhanced recovery after surgery (ERAS) pathway for patients undergoing major elective open colorectal surgery : A meta-analysis of randomized controlled trials. Clin Nutr. **29** : 434-440, 2010.

6) Pattani, K. M., et al. : What makes a good flap go bad? A critical analysis of the literature of intraoperative factors related to free flap failure. Laryngoscope. **120**(4) : 717-723, 2010.

7) Cornejo, A., et al. : Analysis of free flap complications and utilization of intensive care unit monitoring. J Reconstr Microsurg. **29**(7) : 473-479, 2013.

8) 中川雅裕ほか：マイクロサージャリー術後のベッド上安静は必要か？．頭頸部癌．**35** : 412-415, 2009.
　Summary　マイクロサージャリー術後離床方法の変遷と合併症率の変化に関する報告．

9) Yeung, J. K., et al. : Delayed mobilization after microsurgical reconstruction : an independent risk factor for pneumonia. Laryngoscope. **123**(12) : 2996-3000, 2013.

10) Chandrakantan, A., Glass, P. S. : Multimodal therapies for postoperative nausea and vomiting, and pain. Br J Anaesth. **107**(suppl 1) : i27-i40, 2011.

11) Chai, J., Pun, T. C. : A prospective randomized trial to compare immediate and 24-hour delayed catheter removal following total abdominal hysterectomy. Acta Obstet Gynecol Scand. **90**(5) : 478-482, 2011.

12) Ahmed, M. R., et al. : Timing of urinary catheter removal after uncomplicated total abdominal hysterectomy : a prospective randomized trial. Eur J Obstet Gynecol Reprod Biol. **176** : 60-63, 2014.

13) Moore, M. G., et al. : Use of nasotracheal intubation in patients receiving oral cavity free flap reconstruction. Head Neck. **32**(8) : 1056-1061, 2010.

14) Kruse-LoÅNsler, B., et al. : Score system for elective tracheotomy in major head and neck tumour surgery. Acta Anaesthesiol Scand. **49**(5) : 654-659, 2005.

15) Cameron, M., et al. : Development of a tracheostomy scoring system to guide airway management after major head and neck surgery. Int J Oral Maxillofac Surg. **38**(8) : 846-849, 2009.

16) Santus, P., et al. : A systematic review on tracheostomy decannulation : a proposal of a quantitative semiquantitative clinical score. BMC Pulm Med. **14** : 201, 2014.

17) Brookes, J. T., et al. : Prospective randomized trial comparing the effect of early suturing of tracheostomy sites on postoperative patient swallowing and rehabilitation. J Otolaryngol. **35**(2) : 77-82, 2006.

化粧医学

—リハビリメイクの心理と実践—

編著　かづきれいこ
（REIKO KAZKI 主宰）

好評

**皮膚科、形成外科、眼科、歯科、婦人科、精神科、
さらに看護の現場などで活躍！**

様々なシーンで QOL 向上に適応があるリハビリメイク。
執筆陣である各診療科医師の詳細な症例解説と、症例の
病態・背景を考慮したかづきれいこのメイク実践のコラボ
レーションで、リハビリメイクをより深く学べる 1 冊！

■ 2018 年 2 月発売　B5 判　144 頁　オールカラー
■ 定価 4,950 円（本体 4,500 円＋税）

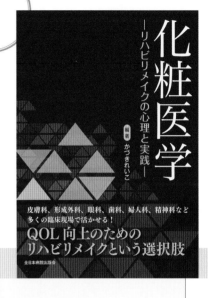

化粧医学
—リハビリメイクの心理と実践—
編著　かづきれいこ

皮膚科、形成外科、眼科、歯科、婦人科、精神科など
多くの臨床現場で活かせる！
QOL 向上のための
リハビリメイクという選択肢
全日本病院出版会

Contents

Ⅰ 【基礎編】まずは知りたい！リハビリメイクとは
　　リハビリメイクとは

Ⅱ 【カウンセリング編】患者との向き合い方
　　カウンセリングのやり方の基礎

Ⅲ 【実践編】さぁリハビリメイクを始めよう！
　　Step 0　リハビリメイクを始めよう
　　Step 1　スキンケア
　　Step 2　血流マッサージ
　　Step 3　かづき・デザインテープ
　　Step 4　肌づくり①
　　Step 5　肌づくり②
　　Step 6　肌づくり③
　　Step 7　眉メイク
　　Step 8　アイメイク
　　Step 9　リップ
　　完　成
　　〈化粧直し法〉

Ⅳ 【疾患編】疾患別リハビリメイク
　　＜皮膚疾患＞
　　総　論　顔面にみられる炎症性皮膚疾患
　　　　　　　—メイクアップ指導の重要性を含めて—
　　実践編　皮膚疾患に対するリハビリメイク
　　＜あざ＞
　　総　論　あざの治療
　　実践編　あざに対するリハビリメイク

　＜熱　傷＞
　　総　論　熱傷・熱傷後瘢痕の治療
　　実践編　熱傷後瘢痕に対するリハビリメイク
　＜挫　創＞
　　総　論　挫創、切創の治療
　　実践編　挫創に対するリハビリメイク
　＜口唇裂＞
　　総　論　口唇裂の治療
　　実践編　口唇裂の手術後瘢痕に対するリハビリメイク
　＜婦人科がん＞
　　総　論　婦人科がん治療中の顔貌変化と心理
　　実践編　婦人科がん治療中の顔貌変化に対する
　　　　　　　リハビリメイク
　＜悪性腫瘍切除後の頭頸部再建＞
　　総　論　頭頸部の悪性腫瘍後切除後の再建
　　実践編　再建術後瘢痕に対するリハビリメイク
　＜顔面神経麻痺＞
　　総　論　顔面神経麻痺に対する美容再建
　　実践編　顔面神経麻痺に対するリハビリメイク
　＜眼瞼下垂・眼瞼痙攣＞
　　総　論　眼瞼下垂・眼瞼痙攣
　　実践編　眼瞼下垂・眼瞼痙攣に対するリハビリメイク
　＜女性の疾患＞
　　総　論　性差を考慮した医療の実践の場：女性外来
　　実践編　更年期症状にに対するリハビリメイク

Ⅴ　メンタルケアの重要性
　　ボディイメージ—自己と他者を隔てているもの—

全日本病院出版会
〒113-0033 東京都文京区本郷 3-16-4　Tel：03-5689-5989
http://www.zenniti.com　　　　　　　　　　Fax：03-5689-8030

PEPARS No.168：28-33，2020

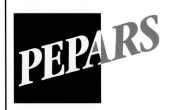

◆特集／実は知らなかった！新たに学ぶ頭頸部再建周術期管理の10の盲点

口腔癌再建患者における術後構音評価およびリハビリテーションの実際

兒玉　浩希*

Key Words：口腔癌(oral cancer)，遊離皮弁(free flap)，再建(reconstruction)，構音(articulation)，リハビリテーション(rehabilitation)

Abstract 　口腔癌切除再建後の患者QOLにおいて構音機能は重要である．術後構音機能には手術の質だけでなく術後のリハビリテーションも大きく関与する．構音機能評価法は様々な方法が報告されているが，当院では主に会話明瞭度(広瀬の評価，田口法)，発語明瞭度(日本語100音節)，鼻咽腔閉鎖機能検査を行っている．発語明瞭度の評価により患者ごとの具体的な構音訓練方法を考案し，一音ごとの質を高めることにより会話明瞭度の改善を目指している．各構音の原理を理解し，疾患ごとに障害されやすい構音を把握することにより，構音機能に配慮した再建手術が可能になると考える．
　本稿では各構音の原理から評価方法までを整理し，当院における構音訓練方法を報告する．また，当院の舌切除後再建症例における会話明瞭度および発語明瞭度，構音位置別の正答率を切除範囲ごとに比較し供覧する．

はじめに

　口腔癌切除後再建の主な目的は機能再建であり，特に嚥下機能，構音機能が患者QOLにおいて重要である．当院でも口腔癌切除再建後患者に対し，言語聴覚士と連携して嚥下および構音の評価および訓練を行っている．当院で適用している構音機能評価は会話明瞭度(広瀬の評価，田口法)，発語明瞭度(100音節)，鼻咽腔閉鎖機能の測定である．本稿では自験例の構音機能評価の成績とリハビリテーション(以下，リハビリ)を紹介する．

構音に関わる解剖

　日本語の子音は主に①構音方法，②構音位置，③無・有声音により分類される(表1)[2]．肺から送られた呼気を口唇・舌など声道の一部を閉鎖-開放して破裂させたり，狭め(せばめ)を作り摩擦させたりといった音の作成方法を構音方法と言い，どの場所で音が作られるかである構音位置，また声帯を振動させて作る音かそうでないかの有声音，無声音に分類できる．それぞれの要素が合わさることで様々な音が作られる(図1)．それぞれの構音位置に関わる筋肉および支配神経を表2にまとめた[3]．口腔癌は切除再建により口腔内形態が変形するため，声門を除く構音位置のズレが必ず生じる．また，顔面神経や舌下神経の損傷は構音位置のズレ以上に重要な構音障害をもたらすと考える．

* Hiroki KODAMA，〒105-8471　東京都港区西新橋3-19-18　東京慈恵会医科大学形成外科，助教

表 1. 日本語の子音

構音方法			構音位置					
			両唇	歯茎	後部歯茎	硬口蓋	軟口蓋	声門
	破裂音	無声音	p(パ)	t(タ)			k(カ)	
		有声音	b(バ)	d(ダ)			g(ガ)	
	摩擦音	無声音	ɸ(フ)	s(サ)	ʃ(シ)	ç(ヒ)		h(ハ)
	破擦音	無声音		ts(ツ)	tʃ(チ)			
		有声音		dz(ザ)	dʒ(ジ)			
	弾音	有声音		r(ラ)				
	鼻音	有声音	m(マ)	n(ナ)				
	半母音	有声音	w(ワ)			j(ヤ)		

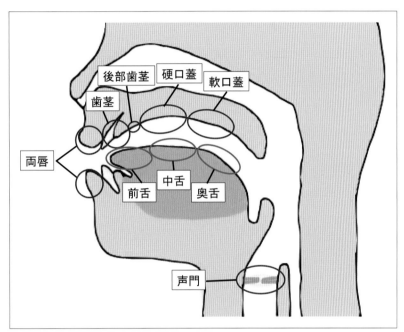

図 1.
各構音の位置

表 2. 構音に関わる筋肉，支配神経

構音位置	構音筋	支配脳神経	構音（障害音）
両唇	口輪筋	顔面神経	パ行，バ行，フ，マ行，ワ
歯茎	舌筋	舌下神経	タテト，ダデド，サ行，ツ，ザ行，ラ行，ナ行
後部歯茎	舌筋	舌下神経	シ，チ，ジ
硬口蓋	舌筋	舌下神経	ヒ，ヤ行
軟口蓋	舌筋	舌咽神経	カ行，ガ行
	口蓋筋	迷走神経	
咽頭	咽頭筋	迷走神経	
喉頭	喉頭筋	迷走神経	ハヘホ

表 3. 広瀬の会話機能評価

		A．家人と (点)	B．他人と (点)
1	よく判る	5	5
2	時々判らない事がある	4	4
3	話の内容を知っていれば判る	3	3
4	時々判る	2	2
5	全く判らない	1	1

A＋B
excellent ：10〜8 点　日常会話可能，新たな話題でも会話が可能
moderate ：7〜5 点　話題が限られていれば会話は可能
poor ：〜4 点　社会的な言語生活が困難

＊本人による評価

表 4. 田口法

1. よくわかる
2. 時々わからない言葉がある
3. 話題を知っていればわかる
4. 時々わかることばがある
5. まったくわからない

一定の会話（名前や生年月日など）や文章の音読などの発話サンプルを，判定者が聴取し上記の 5 段階で評価

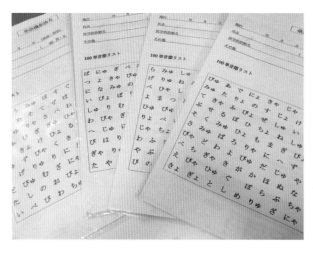

図 2.
日本語 100 音節（発語明瞭度）
ランダムな配列の 100 個の音節を 1 語ずつ読み上げてもらう．71〜96％で軽度，36〜70％で中等度，0〜35％で重度の言語障害とされる．学習効果を防ぐためリストは複数用意する．

構音評価

　当院では術後 1 か月，3 か月，半年，1 年に構音評価を行っている．内容としては会話明瞭度として広瀬の会話機能評価と田口法（図 3，4），発語明瞭度として日本語 100 音節（図 2），鼻咽腔閉鎖機能検査（標準ディサースリア検査より抜粋）を行っ

ている．

1．会話明瞭度

　患者 1 人への問診による広瀬の評価[4]と，患者と面識のない検者 1 人が 5 段階評価を行う田口法[5]を用いている．広瀬の評価は主治医が定期的な診察における問診の一環としてカルテに記載しており，田口法は言語聴覚士により記載している．

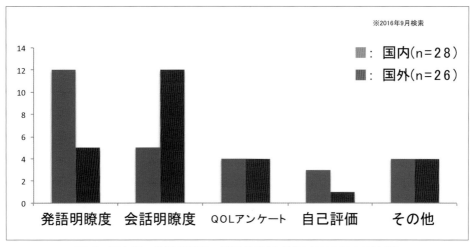

図 3. 国内外の各構音評価の採用状況（文献数）（2016 年 9 月検索）

2．発語明瞭度

言語治療に従事していない 3 人を受聴者として，その平均値を算出する日本語 100 音節[6]を用いている．その総合正答率だけでなく構音位置別の正答率も評価している．録音にあたっては，静かな部屋で被験者に検査音節を 1 音節ずつ 2 秒間隔でパソコン画面に呈示し，レコーダー（オリンパス　イメージング社製 LS-20M）の前方 30 cm で発音させて収録したのち，後日再生し受聴者に聴取させている．

3．鼻咽腔閉鎖機能

特に中咽頭や口蓋に切除が及ぶ場合，積極的に適用している．/a/発声時の軟口蓋挙上の視診，/a/発声時の鼻漏出，ブローイング時の鼻漏出の 3 項目を 0～3 点の 4 段階で評価している[7]．

構音機能評価方法は施設ごとに異なる．筆者らが渉猟し得た限りでは，国内では発語明瞭度，国外では会話明瞭度が多く用いられている傾向が見られる．国外文献のもう 1 つの特徴として，EORCT-H & N35[8]や UW-QOL[9]などの標準化された QOL アンケートが多く用いられている点が挙げられる（図 3）．

臨床における構音訓練

口腔癌切除再建後患者のほとんどが気管切開を必要とし，カフ付きカニューレが挿入される．術後約 1 週間で喉頭所見などを参考にスピーチカニューレに変更した時から言語聴覚士によって構音・嚥下訓練が同時に開始される．

構音訓練の内容は「発声器官の基礎的可動性改善訓練」と「実際的な構音訓練」に分けられる[10]．前者は舌，顎，口唇の筋力や可動域を訓練し，嚥下や構音の基礎部分を改善する．後者は構音位置や構音方法を提示し徐々に正音を習得させる方法（構音器官の位置付け法），構音位置を視覚的に提示し修正する方法（構音位置法），誤り音と正しい音の聞き分け（聴覚弁別課題）の 3 つの方法を行う．さらに通常の構音訓練で改善が得られない場合，代償構音に関する訓練も行う．例えば咳払いによる[k]：カ行，下口唇での[t]：タ行，舌背による[r]：ラ行の代償などがある．また必要に応じて舌接触補助床の装用も行っている．

当院の成績

2008 年 11 月から 2019 年 5 月の期間における口腔癌切除，遊離皮弁再建例のうち，術後 6 か月以降に構音評価し得た症例のデータを解析した．症例の内訳は舌半切が 33 例，舌亜全摘以上が 12 例

表 5. 患者背景

	舌半切(n＝33)	舌亜全摘以上(n＝12)
平均年齢(歳)	60.9	65.2
男女比(男：女)	27：6	9：3
可動部のみ切除(人)	12	2
下顎骨辺縁切除あり(人)	1	2
放射線治療歴(人)	0	3

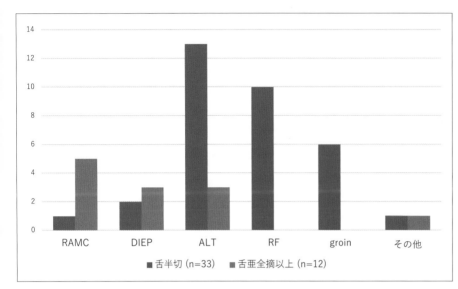

図 4.
再建皮弁の内訳
RAMC：腹直筋皮弁
DIEP：深下腹壁動脈穿通
枝皮弁
ALT：前外側大腿皮弁
RF：前腕皮弁
groin：鼠径皮弁

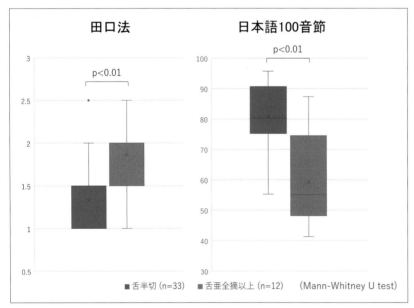

図 5.
田口法および日本語 100 音節

であった．年齢，性別，切除範囲，放射線治療歴
を表 5 にまとめた．

　再建皮弁は舌半切では前外側大腿皮弁(ALT)，
舌亜全摘以上では腹直筋皮弁(RAMC)が最も多
く用いられていた(図 4)．構音評価は田口法と日
本語 100 音節(図 5)を行いた．さらに 100 音節に
ついて構音位置別の正答率を評価した(図 6)．

　会話明瞭度および発語明瞭度はともに舌亜全摘
以上で有意な低下が認められた．構音位置別の正
答率で見ると，硬口蓋，声門音以外は舌亜全摘以

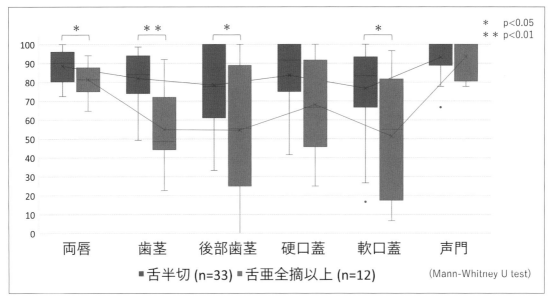

図 6. 各構音位置別の正答率（％）

上で有意な低下が認められた．特に歯茎音では著明に成績の差が認められた．再建舌が適当なボリュームを保っていれば，硬口蓋音の障害は切除範囲による影響を回避し得るのではないかと考える．また舌亜全摘以上で両唇音正答率が低下した理由としては，頸部郭清による顔面神経下顎縁枝への影響や，唾液貯留による明瞭度の低下（drooling speech）[11]が原因の一端と考えられた．

まとめ

今回は舌切除再建例を対象に，当院の構音評価を行った．その結果，構音位置別に障害されやすい音と障害されづらい音があることが示された．これらは会話明瞭度のみでは抽出されにくい事実である．我々は構音評価の目的は患者の現在の構音機能障害の評価だけにあらず，それを克服するリハビリ方法を提案することと考えている．発語明瞭度評価は時間を要しやや煩雑な検査ではあるが，患者個々の構音機能障害を具体的にフィードバックして，重点的にリハビリを指導できる点では，漫然と患者に会話をよく行うように指示するより近道ではないかと考える．

参考文献

1) 椎名英貴，苅安　誠：dysarthria の評価．音声言語医学．**60**：286-294，2019．
2) 今井智子ほか：新版 構音検査．千葉テストセンター，2010．
3) 平山恵造：構音障害/発声障害/無言症．神経症候学 1 改訂第二版．214，文光堂，2006．
4) 日本頭頸部癌学会編：頭頸部癌取扱い規約（第 6 版）．76，金原出版，2012．
5) 田口恒夫：言語障害治療学．39，医学書院，1966．
6) 降矢宣成：言語障害の語音発語明瞭度（語明度）に関する研究．日耳鼻．**61**：1922-1948，1958．
7) 西尾正輝：標準ディサースリア検査（新装版）．99-101，インテルナ出版，2004．
8) Bjordal, K., et al.：A 12 country field study of the EORTC QLQ-C30(version 3.0)and the head and neck cancer specific module(EORTC QLQ-H & N35)in head and neck patients. EORTC Quality of Life Group. Eur J Cancer. **36**：1796-1807, 2000.
9) Weymuller, E. A., et al.：Analysis of the performance characteristics of the University of Washington Quality of Life instrument and its modification(UW-QOL-R). Arch Otolaryngol Head Neck Surg. **127**：489-493, 2001.
10) 溝尻源太郎，熊倉勇美：口腔・中咽頭がんのリハビリテーション 構音障害，摂食・嚥下障害．医歯薬出版，2000．
11) 熊倉勇美：舌切除後の構音機能に関する研究―舌癌60症例の検討―．音声言語医学．**26**：224-235，1985．

超実践！

がん患者に必要な
口腔ケア
― 適切な口腔管理でQOLを上げる ―

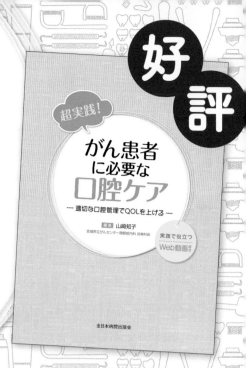

好評

編集 山﨑知子（宮城県立がんセンター頭頸部内科 診療科長）

2020年4月発行　B5判　120頁
定価4,290円（本体3,900円＋税）

がん患者への口腔ケアについて、重要性から実際の手技、
さらに患者からの質問への解決方法を、
医師・歯科医師・歯科衛生士・薬剤師・管理栄養士の
多職種にわたる執筆陣が 豊富なカラー写真・イラスト、
わかりやすい Web 動画 とともに解説！
医科・歯科を熟知したダブルライセンスの編者が送る、
実臨床ですぐに役立つ 1 冊です！

目 次

**Ⅰ これだけは言っておきたい！
　　がん治療での口腔ケアの必要性**
　1．なぜ，がん治療に口腔ケアが必要なのか
　2．がん治療時の口腔ケア

Ⅱ プロジェクト別実践口腔ケア

プロジェクト1　治療別実践口腔ケア
　　　　　　　　─看護師・歯科衛生士に気を配ってほしいポイント
　1．歯科の役割分担について
　2．手術療法における口腔ケア
　3．抗がん薬治療における口腔ケア
　4．頭頸部の化学放射線療法における口腔ケア
　5．緩和ケアにおける口腔ケア

プロジェクト2　口腔ケアを実際にやってみよう！
　1．がん患者における口腔ケア
　　　─どの治療（手術・抗がん薬治療・放射線治療・
　　　緩和ケア）でも口腔ケアは同じ
　2．一般的な口腔ケア

プロジェクト3　必須知識！がん以外での口腔管理
　1．総　論
　2．口腔疾患と全身疾患
　3．高齢化社会と口腔管理

プロジェクト4　医療業種別実践口腔ケア
　　　　　　　　─薬剤師・栄養士はここをみる！
　1．薬剤師はここをみている！
　2．栄養士はここをみている！

Ⅲ 患者からの質問に答える・学ぶ！
　Q1．インスタント食品はどのように使用したらよいですか？
　Q2．がん治療中に摂取してはいけないものはありますか？
　Q3．食欲がないときは、どのようにしたらよいですか？
　Q4．義歯のお手入れ方法を教えてください
　Q5．化学放射線療法に対してインプラントをどのように
　　　考えればよいですか？
　Q6．がん治療で口臭が出現しますか？
　Q7．味覚の変化について教えてください
　Q8．歯肉の腫れは治療に影響しませんか？

全日本病院出版会
www.zenniti.com

〒113-0033 東京都文京区本郷 3-16-4　Tel：03-5689-5989
Fax：03-5689-8030

PEPARS No.168：35-46, 2020

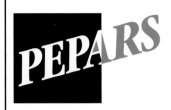

◆特集／実は知らなかった！新たに学ぶ頭頸部再建周術期管理の10の盲点

頭頸部癌再建術後嚥下障害に対する頭頸部外科，再建外科，リハビリ科の関わり

伏見千宙*1　我妻　恵*2　川村なごみ*3

Key Words：頭頸部再建（head and neck reconstruction），集学的治療（multimodality treatment），嚥下（swallowing），機能温存（function preservation），がんのリハビリテーション（cancer rehabilitation）

Abstract　　頭頸部癌再建術後の嚥下機能の改善は，切除する頭頸部外科医，再建する再建外科医，機能を引き出すリハビリテーション科が関わっているが，三者がどのように協力して集学的治療を行うかを検討したものは少ない．このため本稿では，三者がそれぞれどのようなアプローチによって嚥下障害の改善に努めて，どう集学的治療を行っていくかを述べる．まず，入院から退院までのタイムスケジュールに沿って，手術・間接訓練・カニューレの交換・直接訓練・経口摂取開始の流れを確認する．また具体的な，切除・再建・リハビリの方法については，① 口唇閉鎖不全，② 口腔内保持・移送障害，③ 早期咽頭流入，④ 咽頭圧形成不全，⑤ 鼻咽腔閉鎖不全，⑥ 喉頭挙上障害，⑦ 食道入口部開大不全，の7項目について触れた．それぞれのアプローチでの改善の可能性を○×で明示しており，それぞれが工夫を行う際に念頭に置くとスムーズと思われる．三者がそれぞれの得意な所と不得意な所を念頭に置いたうえで，話し合いをすることが大切であると考える．

はじめに

　頭頸部癌再建術後の嚥下機能の改善は患者のQOL変化に大きく関与し，生命予後と同様に頭頸部癌治療において重要な要素である．切除する頭頸部外科医，再建する再建外科医，機能を引き出すリハビリテーション科がそれぞれ嚥下障害の診療に関わっている．最初に，それぞれの分野におけるコンセンサスはどのくらい得られているのかを，嚥下に関わる項目で確認してみる．

　まず切除であるが，頭頸部癌診療ガイドライン2018年版[1]および口腔癌診療ガイドライン2019年版[2]の中で，頭頸部癌の切除では10 mm以上の安全域を取ることが勧められるが，明確な根拠はないとされている．切除の基本であり，嚥下機能温存のための切除という概念はないが，おそらく個々の切除医が症例ごとに温存可能な組織を判断しているものと思われる．次に再建であるが，形成外科診療ガイドライン2019年版[3]の中で，舌癌切除後の機能は切除範囲に影響されるとされ，舌亜全摘以上の症例において隆起型に再建することが推奨されている．また中咽頭癌切除後は皮弁再建が有用であり，軟口蓋が欠損した場合には鼻咽腔をなるべく狭小化するように再建することが推奨されている．いずれも大規模試験の結果ではないが，日常の臨床においてコンセンサスが得られた術式であると思われる．最後にリハビリテーションであるが，上記に加えてがんのリハビリテーション診療ガイドライン[4]がある．口腔咽頭癌の手術患者に対して嚥下リハビリテーションを

*1 Chihiro FUSHIMI，〒108-8329　東京都港区三田1-4-3　国際医療福祉大学三田病院頭頸部腫瘍センター，病院講師
*2 Megumi WAGATSUMA，同病院リハビリテーション室
*3 Nagomi KAWAMURA，同病院リハビリテーション室

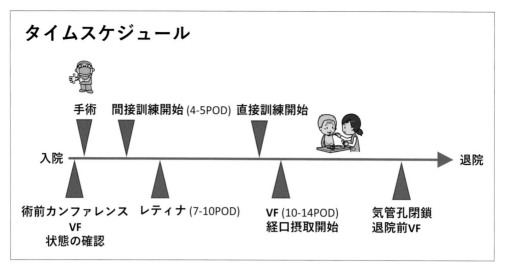

図 1.

表 1. AsR スコア

誤嚥(As)		咽頭残留(R)	
なし	4	なし	6
少量	3	空嚥下でクリア	3
少量(不顕性)	1	多量	2
多量	0	少量	1

（文献 5 より引用）

行うことを提案するとされており，また他の診療ガイドラインでも推奨されている．リハビリもエビデンスを構築するのが難しい分野であるが，個々の事象におけるリハビリの方法はある程度確立しているものと思われる．

　しかしながら，大規模前向き試験が組みにくく，術式も統一しにくいためエビデンスを構築するのは難しく，多施設後ろ向きのデータから少しずつ構築されてきているのが現状である．いずれも単科診療で完結できる状態ではないと考えられるが，三者がどのように協力して集学的治療を行うかを検討したものは少ない．このため本稿では，術後嚥下障害に対して三者がどのように関わっているかについて，当院での周術期のアプローチと症例提示を行う．そのうえで，それぞれどのようなアプローチによって嚥下障害の改善に努めて，どう集学的治療を行っていくかを述べる．

当院での嚥下障害リハビリテーションに向けた治療の流れ

　当院では周術期の嚥下機能の維持・改善に向けて図1のような流れで治療を行っており，それぞれの段階での介入方法について述べる．

1．術前診断と術式の決定

　入院後は，頭頸部外科医・再建外科医・言語聴覚士(ST)による嚥下造影(VF)検査を行う．藤本

らによる AsR スコア[5]（表1）をつけるとともに，①口腔内保持，②咽頭への送り込み，③鼻咽腔逆流，④咽頭残留，⑤誤嚥の有無と喀出，⑥喉頭挙上量とタイミング，⑦食道入口部開大，⑧舌根と咽頭後壁，⑨ききのど※を主に観察項目としている．この時点で，術前カンファレンスで決定した切除範囲と再建方法をもとに予測される嚥下機能障害に応じて，喉頭挙上・輪状咽頭筋切除術の必要性を検討する．

※嚥下時に優位に通過する咽頭側のことを，便宜的に「ききのど」と表現した．

2．手　術

　術前カンファレンスにて決定した術式に準じて行う．実際の術中所見から，予測される嚥下機能障害が術前の予測と異なることもあり，術後はSTへフィードバックを行っている．特に，術後に不必要な訓練を行ってしまう可能性なくすため，可逆性か不可逆性かを正確に伝えるようにしている．

表 2. OCA スコア

	0点	1点	2点
声帯麻痺	あり	術前から麻痺あり	なし
披裂浮腫	声帯が見えない	声帯が一部見える	なし
唾液誤嚥	多量	声門上にとどまる	なし

（文献 6 より引用）

3．間接訓練

離床後の術後 4〜5 日目よりベッドサイドで行う．口腔咽頭再建術後のすべての患者に共通して行う間接訓練は以下の項目である．

A．口腔ケア

口腔衛生状態を確保し直接訓練時の誤嚥性肺炎の防止の目的と，口腔内の感覚促進の目的とがある．スポンジブラシにて歯牙や舌を優しくマッサージするように行う．

B．機能回復訓練

口腔周囲の筋肉の筋力増強や可動域の拡大を行い，口腔保持・送り込みなどの一連の嚥下動作の回復が目的である．
① 開口・閉口訓練
② 口唇の訓練（口唇閉鎖訓練，口唇ストレッチ）
③ 舌の訓練（舌可動域訓練，筋力増強訓練，速度向上訓練）
④ 頬・軟口蓋の訓練（頬ストレッチ，ブローイング）

C．アイスマッサージ

感覚刺激により嚥下反射を惹起させることで，嚥下関連筋群の筋力増強を促し協調性を改善させることが目的である．

D．嚥下動作訓練

術後は，咽頭感覚・筋力の低下・協調性が低下するため，嚥下に関与する筋力の増強を図り嚥下手技を獲得させることが目的である．
① 舌根後退訓練，前舌保持訓練
② 頸部筋力増強訓練，唾液嚥下訓練

4．レティナ® への交換

カフ付きカニューレから，発声可能なレティナ® へ変更する．交換することにより，発声訓練が可能になり声門閉鎖を促し喀出力を高められ，直接訓練にも有利である．ファイバーで喉頭を確認し，当院では岡田らの OCA スコア[6]（表2）を用いて 4 点以上であればレティナ® への交換を行っている．交換に際し，① 発熱の有無，② 採血検査データ，③ 活動性肺炎・肺予備能を考慮している．

5．直接訓練

術後は機能・構造の変化により嚥下障害を呈することが多いとされている．しかし，器質的な障害のみならず，廃用による機能の低下を予防しなくてはならない．そのため，当院では間接訓練のみならず，できるだけ早期からの直接訓練を開始している．カフ付きカニューレの場合は，① 喉頭挙上制限，② カフによる頸部食道圧迫，③ 気道感覚閾値の上昇，④ 声門加圧維持不能，⑤ 喉頭感覚閾値上昇があるため，あくまで嚥下パターンの獲得が目標である．
1）意識レベルが清明
2）全身状態が安定している
3）随意的に唾液の嚥下が可能，または少量の飲水で嚥下反射を認める
4）レティナ® 後は，十分な咳嗽が可能

上記基準を満たすと判断した場合直接訓練を開始する．訓練経過中は発熱や痰の増加，肺炎などの症状に留意し，VF 前までは水のみを用いる．以下に直接訓練の項目を挙げる．

A．一口量，食物の形態，粘性の調整

一口量を 1〜5 ml とし，感覚刺激として冷水を用い，残留後の誤嚥を予防するためとろみを付けて行っている．

B．姿勢の調整

口腔内保持移送困難や咽頭圧形成不全の場合は，リクライニング位を用い角度を調整していく．また，左右差がある場合は頸部回旋を行う．

C．食具の調整

口腔内移送困難であれば吸い飲みを使用した

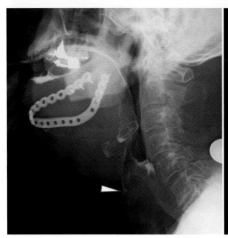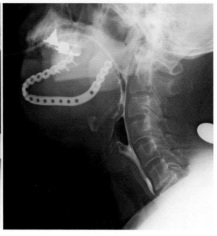

図 2.
症例1：84 歳，男性
a：VF 1回目
b：VF 2回目

り，柄の長いスプーンやシリンジを用いる．

D．嚥下法の調整

複数回嚥下，交互嚥下，顎引き嚥下，息こらえ嚥下，嚥下後咳嗽を行う．

6．VF チェックから経口摂取開始

経鼻胃管を抜去してから，頭頸部外科医・再建外科医・ST で VF を行い，AsR 5 以上でミキサー食より経口摂取開始としている．カニューレの交換同様，① 発熱の有無，② 採血検査データ，③ 活動性肺炎・肺予備能を考慮して決定している．AsR 4 以下で経口摂取不可と考えられる症例でも，1 週間程度は経鼻胃管を挿入せず間接・直接訓練を行い，再度 VF で経口摂取困難であれば挿入している．1 か月以上経口摂取のめどがたたない場合は，胃瘻の造設を検討する．

7．退院まで

基本的に経口摂取が十分であれば，気管孔閉鎖後退院となる．しかし，術後放射線治療が控えている場合は，誤嚥時の対応としてレティナ®を残しておくことを考慮する．

症例提示

症例1：切除再建で予想以上の障害がありリハ
　　　　 ビリで改善された症例（図2）

84 歳，男性

耳下腺唾液腺導管癌にて耳下腺全摘，左頸部郭清（Ⅰ～Ⅴ）および術後放射線治療後の前方下顎骨転移例である．術前 VF では放射線治療後であ

り，咽頭残留が少量認められ AsR：4＋2＝6 であった．手術は，通法通り下顎区域切除（右5から左下顎枝まで），右頸部郭清，腹直筋皮弁プレート再建，喉頭挙上，輪状咽頭筋切除を予定した．実際は，舌骨上筋群全切除および予測より広範囲の前方口腔底・舌が切除された．再建では，喉頭挙上術により下顎が下垂するため挙上距離に制限があり，輪状咽頭筋切除が瘢痕内の操作となり不十分であった．ST に，舌根の後方移動不全および喉頭挙上障害による咽頭圧形成不全と，食道入口部開大不全による通過障害の可能性をフィードバックした．

ST の介入は術後 6 日目から開始した．術後評価として，両側下顎縁枝麻痺，軽度開口障害，口唇閉鎖不全，舌の重度可動域制限，両側下口唇・右舌の感覚障害が挙げられ，間接訓練として開口訓練，口唇閉鎖訓練，舌可動域拡大訓練，頭部挙上訓練，アイスマッサージ，咳嗽訓練を行った．

術後 11 日目の VF での問題点は，① 口腔内圧の低下（口唇閉鎖不全），② 嚥下反射惹起遅延，③ 咽頭圧の低下（喉頭挙上範囲の縮小，咽頭収縮の減弱），④ 食道入口部の開大不全，⑤ 不顕性誤嚥であり AsR 1＋1＝2 程度で，間接訓練に加え下記の直接訓練を行った．

姿　勢：ギャッチアップ 80°，頸部右回旋

形態・量：軽度とろみ付き冷水，3 ml

方　法：シリンジに 12 Fr カテーテルを 10 cm に調整したものを奥舌まで挿入し息こらえ嚥下，

38　　　　　　PEPARS　No. 168　2020

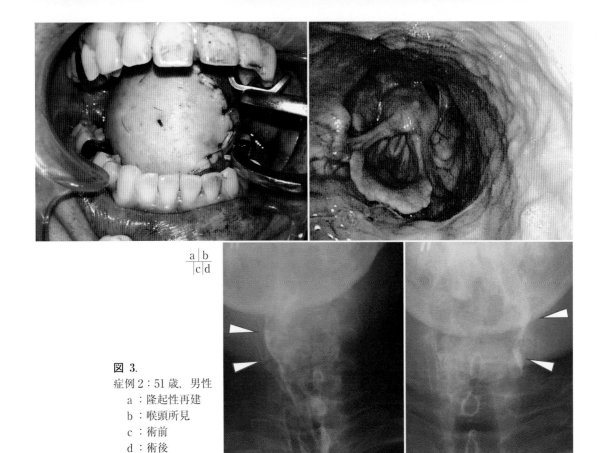

図 3.
症例 2：51 歳，男性
　a：隆起性再建
　b：喉頭所見
　c：術前
　d：術後

```
a b
c d
```

複数回嚥下，顎引き嚥下，嚥下後咳嗽の条件での練習を 2 週間実施した．

　術後 25 日目の VF では，口腔内圧の低下および嚥下反射惹起遅延は残るものの，咽頭圧形成に改善が認められ咽頭残留の程度も減少した．不顕性の誤嚥はあるが嚥下後の咳嗽も良好で，AsR 1+3＝4 であるが摂取方法の理解ができており，同日からミキサーでの食事となった．

症例 2：再建の工夫で良好な結果が得られた症例（図 3）

51 歳，男性

　右舌扁平上皮癌 T4aN0 の症例で，術前 VF にて，喉頭蓋谷および梨状陥凹に少量残存し空嚥下でクリアであり AsR 4+3＝7 で，優位な右側通過の嚥下パターン（ききのど右）であった．

　切除は右舌亜全摘（左側舌根 1/2 温存），右頸部郭清（Ⅰ～Ⅲ）とした．通法通りの隆起性再建では，口腔期から咽頭期へクロスの嚥下による誤嚥をきたしやすくなることが懸念された．そこで頭頸部外科医と再建外科医で協議し，前外側大腿皮弁を隆起性にし右口蓋舌筋に皮弁を縫着することで口腔期を左側通過とし，喉頭挙上を右側へ挙上しさらに輪状咽頭筋切除を行い左梨状陥凹を広くすることで，咽頭期も左側通過するようにした（ききのど改変）．

　術後 8 日目に VF を行うと，隆起性舌のため口腔内保持および送り込み困難はあるものの，喉頭蓋谷の少量貯留も空嚥下にてクリアとなり誤嚥もなく，予定通りききのどは左で AsR 4+3＝7 で経口摂取開始となった．リハビリとして，舌・舌根の筋力増強訓練および顎引き嚥下と息こらえ嚥下を行い，一口量を調整しながら直接訓練を継続し，術後 14 日目には全量摂取可能となり，術後 29 日目に全粥きざみ食にて退院となった．

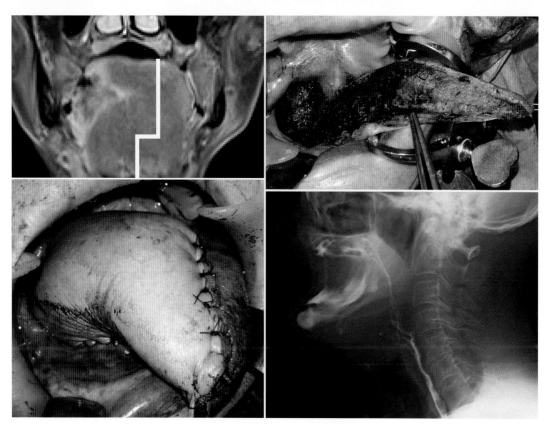

図 4. 症例 3：76 歳，男性
a：切除範囲　　　b：舌動脈温存　　　c：半隆起性再建　　　d：術後 VF

|a|b|
|c|d|

症例 3：切除の工夫で良好な結果が得られた症例（図 4）

76 歳，男性

右舌扁平上皮癌 T4aN2b の症例で，術前 VF は少量の誤嚥と食道入口部軽度開大不全があり咽頭残留少量で AsR 3＋2＝5 であった．

切除は右舌亜全摘（左舌根 2/3 温存），右頸部郭清（I～V）とした．通常の切除範囲では，舌側縁の温存にとどまり，隆起型再建をしても舌尖の機能は残らず，口腔内保持および送り込み不全および構音機能低下が予測された．そこで，健側の舌動脈を温存しインドシアニングリーンでも確認のうえ舌尖温存し，健側のオトガイ舌骨筋・両側の顎二腹筋を温存した．口腔内保持と送り込みの改善を目的とし，再建は通常の隆起性ではなく前外側大腿皮弁による半隆起性の再建とし，術前に少量の誤嚥と咽頭残留を認めていたため，喉頭挙上と輪状咽頭筋切除を追加した．

術後の VF では，予想よりも舌の後方移動制限があり咽頭後壁の代償が少なく咽頭圧形成不全があったが，少量の誤嚥があるも喀出可能で咽頭残留も複数回嚥下で少量残存する程度であり，AsR 3＋2＝5 で経口摂取開始とした．リハビリとして，舌の可動域および筋力増強訓練，息こらえ嚥下ののち咳嗽を行った．退院時には，舌の可動性がよくなり喉頭閉鎖も良好で咽頭圧形成も改善を認め，排痰も問題なく AsR 4＋3＝7 と機能改善を認め，術後 42 日目に退院となった．構音も，広瀬の会話機能評価 4/5 と悪くない状態であった．

嚥下機能に対する切除・再建・リハビリ

表 3 に喪失した機能，部位，処方するリハビリ，切除の工夫，再建の工夫をまとめた．1 つの事象に対して複数のアプローチがあると思うが，当院で行っている方法をメインに示した．一般的に有用であるリハビリ方法でも，頭頸部再建術後に不向きなものは省略した．項目横の○×は，主観ではあるがそれぞれの立場での改善の可能性を示した．

表 3.

切除再建部位		病態	切除工夫	再建工夫	リハビリ(訓練)	(代償)
口腔	口唇	口唇閉鎖不全	口輪筋温存 下顎縁枝温存	口輪筋縫縮 静的再建	口唇閉鎖訓練 口唇頬ストレッチ	対側代償性運動
	上下顎	開閉口不全	筋突起切除	咀嚼筋瘢痕予防	開閉口訓練	
	舌	口腔内保持・移送困難	舌尖・口腔底温存 舌骨上筋群温存	舌隆起型再建	舌可動域訓練 筋力増強訓練 (舌尖舌背)	体幹角度調整 食具工夫 食形態一口量調整
中咽頭	舌根側壁	早期咽頭流入	三叉・舌咽神経温存	皮弁口蓋舌筋縫縮	アイスマッサージ	息こらえ嚥下 顎引き嚥下 嚥下後咳嗽
		咽頭圧形成不全	舌下・迷走・舌咽神経温存 digasling 法	咽頭狭小再建 舌根隆起型再建	筋力増強訓練 (舌根・舌骨上筋) 前舌保持訓練	
	軟口蓋	鼻咽腔閉鎖不全	迷走・舌咽神経温存	Gehanno 法	ブローイング訓練	鼻つまみ嚥下
喉頭		喉頭挙上障害	嚥下関与の神経温存 舌骨上筋群温存	喉頭挙上	筋力増強訓練 (舌骨上筋) 呼吸・排痰訓練	息こらえ嚥下 食形態調整 嚥下後咳嗽
下咽頭		食道入口部開大不全	迷走・舌咽神経温存	輪状咽頭筋切除	バルーン法訓練	体幹角度調整 複数回・交互嚥下

1．口唇閉鎖不全(切◎　再○　リ△)
＜原因と病態＞

顔面神経下顎縁枝やオトガイ筋枝もしくは直接障害により，口輪筋や下唇下制筋の運動が障害されることにより起きる．また，前方下顎骨欠損時の下口唇内翻も一因となる．

＜対　応＞

切　除：顎下部郭清時に可能な限り下顎縁枝・オトガイ筋枝を温存する．

再　建：口輪筋の断裂がある場合は残存筋肉を縫合するが，切除範囲が大きい場合は腱や筋膜で静的再建を行う追加する[7]．下顎前方骨欠損症例では，骨再建であれば肩甲骨皮弁や腓骨のダブルバレルでの再建を行い，プレートと軟組織再建であれば皮弁を下口唇裏面に充填する必要がある．

リ　ハ：口唇閉鎖訓練および口唇頬のストレッチを行う．可逆的な場合は健側を固定して患側の運動を促し，不可逆的な場合は健側の代償性運動を促す[8]．

2．口腔内保持・移送障害(切○　再◎　リ◎)
＜原因と病態＞

可動部舌の広範囲切除ならびに下歯肉や頬粘膜の切除再建に伴い，口腔内圧の形成不全，口腔の知覚低下，皮弁の可動性不良により，食塊の形成や保持ならびに咽頭への移送が困難となる．また，後方は軟口蓋と舌根が口腔内保持に関与しており，そこに障害が起こることで早期咽頭流入の原因となる．

＜対　応＞

切　除：切除範囲が大きいほど機能は低下するため，舌亜全摘となる症例でも可能であれば舌動脈の保存を試み舌側縁および舌尖の温存を行う[9]．また，オトガイ舌骨筋や口腔底粘膜を温存することで，再建舌の可動性に寄与すると考える．また，口腔内圧の形成や口腔の知覚保存のため，舌下神経・顔面神経・三叉神経の温存を行う．

再　建：舌亜全摘以上ではボリュームのある皮弁を用いた隆起性の舌再建が基本となるが[3]，皮弁後縁を口蓋舌筋・茎突舌筋・内側翼突筋に縫合したり皮弁側縁を伸縮性のある口腔底粘膜に縫合し，再建舌に動きをもたせると嚥下機能に有利である[10]．義歯が入らないような場合は，あえて舌口腔底・歯槽を一体として形成し，嚥下に有利な新しい口腔を作成すること(functional unit reconstruction)も考慮する[11]．

リ　ハ：舌口腔の可動域訓練や筋力増強訓練を行い，残存舌・口腔や舌骨上筋群の動きの向上を行う．送り込み困難な場合は，体幹角度調整や食形態の調整，摂食方法の工夫により代償する．

3．早期咽頭流入(切△　再◎　リ△)
＜原因と病態＞

皮弁の形態不全や溝の形成により，知覚のない

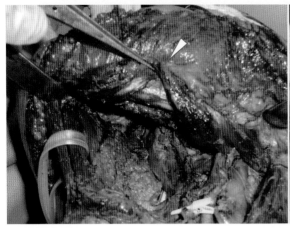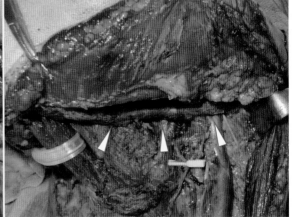

図 5.　　　　　　　　　　　　　　　　　　a｜b
a：顎二腹筋腱で舌骨から切離　　b：スリング状

皮弁側から食塊の一部が咽頭へ流入し，嚥下反射が惹起しないことで生じる．特に舌根や咽頭側壁の切除が行われた場合に起きやすく，嚥下前誤嚥の原因となり得る．

＜対　応＞

切　除：舌後方切除時の舌咽神経および下顎区域切除時の舌神経の温存により，患側舌・舌根の知覚が温存され早期咽頭流入の予防になる．

再　建：皮弁のボリュームを適切に設定し，舌根へは皮弁の脱上皮した部分を挿入し健側より低くならないようにする．また，舌扁桃溝が強調されないように，前口蓋弓および口蓋舌筋にハンモックのように皮弁を縫合し口腔底からの高さを5 mm 程度としている．皮弁の厚みのある部分（腹直筋なら臍周囲，前外側大腿皮弁なら頭側）を舌根に配置するとよく，咽頭側壁再建の場合は皮弁を脱上皮し舌根を縫着する脱上皮法が機能的によいとされる[12]．また，下顎区域切除後の再建でも舌扁桃溝が低くならないように注意が必要となる．

リ　ハ：咽頭早期流入は嚥下前誤嚥のリスクとなるため，アイスマッサージで残存組織の感覚刺激回復を促し，一口量や食形態の工夫を行う．嚥下の意識化と息こらえ嚥下も有効である．

４．咽頭圧形成不全（切△　再○　リ○）

＜原因と病態＞

舌・舌根切除による後方移動不全と，咽頭収縮筋の切除による収縮力不足ならびにその代償となる側壁の皮弁のボリューム不足により，咽頭期の

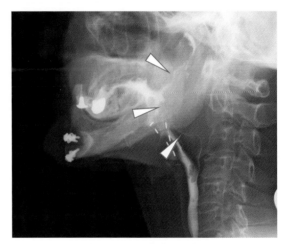

図 6. 咽頭後壁の代償

嚥下圧形成不全が認められる．また，迷走神経や舌咽神経の障害による嚥下関連筋の麻痺によっても生じる．

＜対　応＞

切　除：舌根の運動および咽頭収縮に関わる，舌下神経・舌咽神経・迷走神経の温存を行う．ただし，舌切除における舌骨舌筋は確実な切除が求められる部位であり，舌下神経の舌根枝が残せない場合も多い．また，明視野の確保により不必要な部分を切除することなく温存できるものを最大限に温存する目的で，digasling 法を行う場合がある（図5）．顎舌骨筋を越えない舌癌の場合，顎二腹筋の中間腱を舌骨と切離することで，顎二腹筋を上方にはね上げ温存することが可能である．これは切除の工夫でもあるが，再建時にも皮弁を乗

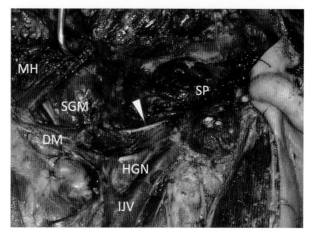

図 7.
舌咽神経
　SP：茎状突起
　HGN：舌下神経
　IJV：内頸静脈
　DM：顎二腹筋
　SGM：茎突舌筋
　MH：顎舌骨筋

せることができ皮弁の下垂予防になる.

　再　建：早期咽頭流入と同様, 舌根および中咽頭側壁への皮弁のボリュームが重要となってくる. また, 残存舌根と咽頭側壁とを縫い上げることで(当院では口蓋垂の下端までの高さ目安にしている), 咽頭自体を狭く形成し咽頭圧をかけやすくする[13]. 食道や腸管同様に収縮と弛緩により食物が通過する管腔の一部とイメージするとよい. 舌根の後方移動が不足すると咽頭後壁の代償が働くが(図6), 側壁再建時にはその代償を妨げない再建が必要である.

　リ　ハ：筋力増強訓練と頭部挙上訓練により残存舌骨上筋群の機能を引き出す. 舌根と咽頭後壁の接触を目的とし, 前舌保持訓練や舌根後退運動を行う. 経時的に舌根の後方移動が十分となれば代償も働かなくなる. 嚥下圧がかからないうちは, リクライニング位や左右差があれば頸部回旋で, 一口量の調整や形態の工夫を行い, 複数回嚥下, 交互嚥下, 顎引き嚥下, 嚥下後咳嗽にて対応する.

5．鼻咽腔閉鎖不全(切△　再◎　リ△)
<原因と病態>

　中咽頭側壁および軟口蓋の切除に伴い, 鼻咽腔を閉鎖する構造物が消失することに起因する. また, ルビエールリンパ節摘出時などの舌咽神経・迷走神経の障害も一因となる.

<対　応>

　切　除：舌咽神経・迷走神経の温存である. 舌咽神経は茎突舌筋の高さで前下方に走行を変えるため, その裏面での確認と温存が必要となる(図7).

　再　建：中咽頭側壁欠損に対する再建は, Gehanno法を用いて咽頭後壁と軟口蓋断端を縫合後, 腹直筋皮弁や前外側大腿皮弁にてパッチを行う. 鼻咽腔を物理的に狭く作成することにより, 残存咽頭収縮筋の代償を促す. 切除範囲にもよるが, 当院では残存鼻咽腔を小指1本くらいの広さとしている.

　リ　ハ：ブローイング訓練が有効な症例があるが, 切除範囲が広域で鼻咽腔閉鎖不全が重度な場合は回復しにくい. 鼻つまみ嚥下を行うこともあり, 補綴が有効な場合もある.

6．喉頭挙上障害(切○　再◎　リ○)
<原因と病態>

　喉頭挙上障害は舌骨上筋群の切除およびその支配神経である三叉神経・舌下神経・顔面神経の障害などによって起こる. また, 舌咽神経・迷走神経・三叉神経の障害による, 嚥下反射惹起遅延も一因となる.

<対　応>

　切　除：顎二腹筋やオトガイ舌骨筋などの舌骨上筋群を可能であれば温存する. また, 舌骨上筋群の運動神経や咽頭知覚に関与する舌咽神経・迷走神経の温存により嚥下機能の保存に努める.

　再　建：咽頭圧形成不全に対する再建と同様, 舌根と咽頭側壁の縫縮により知覚のある粘膜で咽頭を再建し, 嚥下反射惹起遅延を予防する. また,

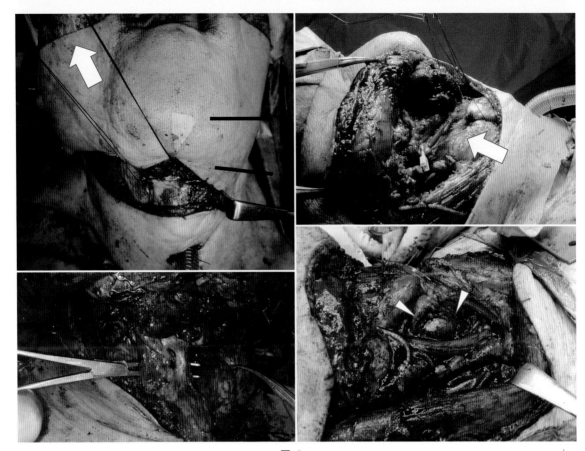

図 8.
a：患側への喉頭挙上　　b：喉頭挙上側面
c：舌骨下筋群切除　　　d：輪状咽頭筋切除

	a	b
	c	d

喉頭挙上をすることで嚥下中・後誤嚥の予防を行う．当院での喉頭挙上の絶対的適応は，舌亜全摘以上の症例，下顎前方切除を伴う下顎区域切除の症例，術前の VF にて誤嚥を認めた症例である．相対的適応は，70 歳以上の高齢者，喉頭下垂症例，間質性肺炎などの肺機能障害症例である．方法は，甲状軟骨-下顎挙上法を行っている[14]．術前の VF にてききのどがある場合は，健側であれば，真っすぐもしくはやや患側に挙上し，健側かつききのど側の梨状陥凹を通すようなイメージで施行している．患側の再建部に溝ができていないことが前提条件となる．また，ききのどがある人は約 20％程度と言われている[15]．ききのどが患側の場合はクロスの嚥下を防止するために，患側にやや強めに挙上を行い患側の梨状陥凹を狭くするイメージで施行している（図8）．この際，甲状軟骨は下顎骨下面に平行もしくは患側がやや頭側とな

るように挙上する．挙上距離に関しては，下顎舌骨間は 3 cm 程度としているが，喉頭ファイバーにて喉頭蓋が倒れすぎていないか，舌骨が邪魔になっていないかを確認する．放射線治療後や，広範囲下顎骨前方欠損症例で閉口筋が切除されている場合は，舌骨下筋群切除も考慮する[16]．切除される組織，喉頭挙上の方向・距離があらかじめ決まっていると，皮弁挙上時の筋体の量も調整でき死腔や血管の圧迫がなく予定通りの喉頭挙上が可能である．ただし，この概念は入院中の早期経口摂取開始に有用と考えられるが，経時的には代償されていくものと考えている．

　リ　ハ：喉頭挙上障害の場合，温存された舌骨上筋群がある場合は筋力増強訓練を行う．嚥下中誤嚥が認められる場合は，食形態や一口量の調整，嚥下の意識化，息こらえ嚥下，嚥下後咳嗽を行う．嚥下後誤嚥の場合は，上記のリハビリに複

数回嚥下，交互嚥下を追加し，リクライニング位や左右差があれば頸部回旋も併せて行う．

7．食道入口部開大不全（切△　再○　リ△）

＜原因と病態＞

多くの場合は喉頭挙上障害，咽頭圧形成不全，気管孔による声門下圧の低下によって，入口部に圧がかからず開大しない．また，輪状咽頭筋の弛緩不全や放射線治療による瘢痕でも開大しないことがある．

＜対　応＞

切　除：舌咽神経・迷走神経を温存し嚥下機能の保持に努める．

再　建：喉頭挙上障害，咽頭圧形成不全などに準じる．多くの場合は喉頭挙上をしっかりすることで入口部は開くが，挙上距離に制限がある場合や術前から開大不全がある場合は，輪状咽頭筋切除を併用する．当院での輪状咽頭筋切除の絶対的適応は，術前 VF にて咽頭残留がある症例，術後に放射線治療が控えている高齢者症例で，相対的適応は喉頭挙上の適応に準じている．方法は，まず挿管チューブを食道に挿入し，甲状腺・反回神経の背面でカフを膨らませた状態で行う．輪状咽頭筋とともに食道筋層と下咽頭収縮筋の一部を咽頭粘膜が透けるまで幅を持って切除し，挿管チューブのカフが抵抗なく通過できるまで施行する．

リ　ハ：喉頭挙上障害，咽頭圧形成不全などに準じる．バルーンによる拡張訓練が必要な場合がある．

終わりに

頭頸部再建患者のリハビリを通して三者の関わりについて触れた．普段筆者はリハビリを直接することは稀で，ほとんどを ST に任せており，餅は餅屋とも思っていた．しかし，一緒にこの寄稿を仕上げるにあたり再認識したことがある．それは，リハビリにも限界があるということである．そしてそれは再建で補える可能性があるということ．さらに言えば，再建の限界は切除で補える可能性があるということである．歴史を紐解けば，1973 年遊離皮弁が誕生し切除の限界を再建が打ち破った過去がある．互いにフィードバックし合い，得意な所と不得意な所を認識したうえで話し合うことで新しい何かが生まれるのである．敵を知り己を知れば百戦危うからずである．そしてその話し合いの場は，そう「飲み会」である．本稿がその一助になれば幸いである．

謝　辞

一部の理論的な表現と内容については北里大学北里研究所病院耳鼻咽喉科　馬場大輔先生にご協力をいただいた．

参考文献

1) 日本頭頸部癌学会：頭頸部癌診療ガイドライン 2018 年版．金原出版，2013.
2) 日本口腔腫瘍学会：口腔癌診療ガイドライン 2019 年版．金原出版，2019.
3) 日本形成外科学会：形成外科診療ガイドライン 2019 年版．金原出版，2019.
4) 日本リハビリテーション医学会：がんのリハビリテーション診療ガイドライン第 2 版．金原出版，2019.
5) 藤本保志ほか：頭頸部癌治療後の嚥下造影の簡易評価法 AsR スコアの提案．嚥下医学会．**1**：153-158，2012.
   Summary　VF を誤嚥（As）と咽頭残留（R）で表現したシンプルかつ実用的なスコアについて．
6) 岡田拓朗ほか：頭頸部癌再建術後のカニューレ交換に関する喉頭所見スコア化の考案．頭頸部癌．**45**（3）：310-313，2019.
   Summary　カニューレの交換時期を声帯麻痺，喉頭浮腫，誤嚥による三要素でスコア化．
7) 寺尾保信：【機能に配慮した頭頸部再建】機能に配慮した頭頸部再建．PEPARS．**136**：18-23，2018.
   Summary　口角欠損の機能的な再建についてのまとめ．
8) 西尾正輝：口腔器官の訓練．摂食嚥下リハビリテーションの介入．**3**：66-83，2020.
   Summary　間接訓練の実際について最新のエビデンスを交えてのまとめ．
9) 伏見千宙ほか：舌亜全摘術に対する理想的な切除

と再建の考えかたとは. 口腔腫瘍. **31**(4)：181-189, 2019.
　Summary　舌亜全摘における再建を念頭に置いた機能温存切除について触れた.

10) 寺尾保信：舌全摘・亜全摘の再建舌の運動と嚥下機能の検討. 口腔腫瘍. **27**(4)：113-118, 2015.
　Summary　舌全摘・亜全摘症例を多くの VF から振り返り理想の再建方法について言及.

11) 横尾　聡：【イチから学ぶ！頭頸部再建の基本】顎口腔機能と Functional unit reconstruction. PEPARS. **113**：1-10, 2016.
　Summary　舌は舌，歯肉は歯肉と分離して考えがちな口腔を，機能面から 1 つの器官として再建するという概念について考察.

12) 櫻庭　実ほか：脱上皮法による中咽頭側壁癌切除後の再建術. 耳鼻. **61**：48-54, 2015.
　Summary　中咽頭側壁癌の再建で舌根が欠損した場合の皮弁の理想的な縫着方法とは.

13) 吉本世一ほか：舌根を半分以上切除した症例に対する再建後の嚥下機能の検討. 頭頸部癌. **34**(3)：419-423, 2008.
　Summary　喉頭挙上，輪状咽頭筋切除を施行せず舌根の縫縮および皮弁の縫着について.

14) 金沢英哲：嚥下障害の手術　喉頭挙上術. JOHNS. **35**(9)：1354-1357, 2019.
　Summary　喉頭挙上術の種類や方法について頭頸部癌術後や左右差のある症例についても言及.

15) Logemann, J. A. 著，道　健一，道脇幸博監訳：Logemann 摂食・嚥下障害. 28, 医歯薬出版, 2015.

16) 兵頭政光：輪状咽頭筋切除術・喉頭挙上術併施兵頭政光の術式. 嚥下医学. **8**(1)：67-71, 2019.
　Summary　輪状咽頭筋切除の解説と，その動画が添付されておりその効果に驚きを隠せない.

PEPARS No.168：47-56, 2020

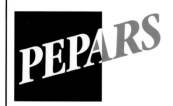

◆特集／実は知らなかった！新たに学ぶ頭頸部再建周術期管理の10の盲点

義歯を用いた 術後口腔リハビリテーション

勅使河原大輔*1　去川俊二*2

Key Words：可撤性義歯（removable denture），即時義歯（immediate denture），顎顔面補綴（maxillofacial rehabilitation），顎骨再建（jaw reconstruction），下顎骨区域切除（segmental mandibulectomy），悪性腫瘍（malignant tumor）

Abstract　　下顎骨再建後の口腔リハビリテーションでは，切除外科医，再建外科医および補綴歯科医が連携したチームアプローチによる症例ごとの対応が重要である．術前補綴介入は，術前の顎口腔系の形態および機能の評価，さらには即時義歯の製作によって，術前シミュレーションから術後の口腔リハビリテーションを円滑に行うことができる．機能時の義歯の挙動の安定化には，支持・把持・維持*1およびデンチャースペース*2を考慮する必要があり，硬組織だけでなく軟組織の取り扱いにも配慮が必要である．
*1支持・把持・維持：義歯に加わる力の方向に応じた義歯の挙動の安定化に関わる要素
*2デンチャースペース：顎堤硬組織だけでなく周囲軟組織によって規定される義歯を許容できる空間
　下顎骨再建では，歯列弓を意識した移植骨配置，薄く硬い軟組織による顎堤の被覆が望ましく，術前の舌房形態を阻害しないことで術後早期からの義歯を用いた口腔リハビリテーションを行うことができる．

背　景

　顎顔面領域の欠損は咀嚼，嚥下および構音などの口腔機能が著しく低下するだけでなく，顔貌などの外観に触れる領域にも変化を生じる．外科的処置後に生じる顎顔面欠損に対しては，患者の術後のQOL低下の抑制，早期の社会復帰を目的とした術前からの補綴的介入が行われている[1]．術後即時顎補綴装置を用いた上顎欠損に対する早期補綴治療が標準化されているのに対し[2]，下顎再建に対しては施設ごとの対応が異なっている現状がある[3]．下顎欠損，特に下顎骨区域切除による下顎骨連続性の喪失は，残存骨片の偏位によって

下顎位の不安定化，咀嚼および嚥下困難など，顎口腔機能の著しい低下を生じる．下顎骨の連続性を回復できる顎骨再建は口腔機能回復にとって有用であるものの，咀嚼機能の回復には義歯の使用も必須となる[4]（図1）．

　下顎再建では，義歯の装着を目的とした顎形態を付与することが重要であるものの，歯を喪失した顎堤は非生理的な状態として認識されており，理想的な形態が存在しない．したがって再建する顎堤の形態や位置に対して，治療にあたる担当医間においてもコンセンサスを得ることが困難となっている．さらに，再建顎堤に対する義歯形態は，移植骨の種類や配置だけでなく，術後の軟組織の形態によって影響を受けることもあり，標準化が困難となっている．義歯を用いた補綴治療において，口腔機能，特に咀嚼機能の回復には上下顎歯列の排列および顎堤の位置関係が極めて重要である．下顎欠損に対して外科的再建の際に使用するガイドシーネは，術前の歯列や顎間関係をも

*1 Daisuke TESHIGAWARA，〒350-0283　坂戸市けやき台1-1　明海大学歯学部機能保存回復学講座歯科補綴学分野，講師／〒350-1298　日高市山根1397-1　埼玉医科大学国際医療センター形成外科，非常勤歯科医師
*2 Shunji SARUKAWA，埼玉医科大学国際医療センター形成外科，教授

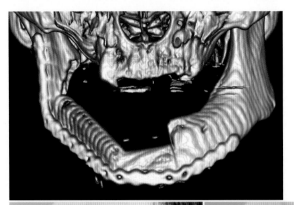

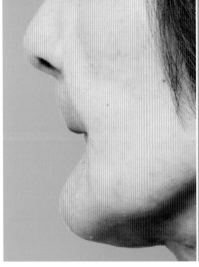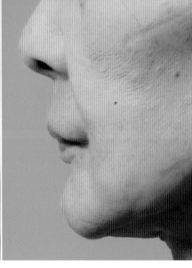

a
b

図 1.
義歯の目的
義歯の装着は，咀嚼機能の回復だけでなく，歯列形態回復やリップサポートによる顔貌回復などの審美面での回復にも有効である．
　a：術後の三次元構築 CT 画像
　b：義歯未装着時（左），義歯装着時（右）

とに Restorative-driven に再建顎堤の位置決めを行い製作するため，再建を補助するだけでなく，早期の口腔機能改善にも有効である[5]．

　本稿では筆者らが行っている下顎再建に対する早期補綴リハビリテーションのための術前補綴介入，義歯装着を目的とした顎骨再建について概説する．

術前補綴介入（図2）

　腫瘍切除後の顎欠損形態は多様であり，それぞれの症例に応じた対応が必要である．原疾患に対する治療方法の選択だけでなく，術後の機能および形態的再建に対しても，切除外科医，再建外科医および補綴歯科医の連携によるチームアプローチが重要である．

　筆者らは，下顎区域切除および即時顎骨再建が予定された患者に対して，術前の歯科受診（術前補綴診査）を行ってもらっている．術前歯科受診では，歯列（残存歯，欠損の有無），咬合（接触状態，下顎位），顎堤（性状，吸収の程度，骨隆起の有無），義歯（咬合，床縁形態）（図3）などについて，診察・検査を通じて顎口腔系の形態および機能を評価する．

　また，術後早期の口腔リハビリテーションの開始を目的とした即時義歯（術直後より装着する義歯）を製作するため，印象採得や咬合採得（歯列形態や咬合状態についての情報の記録）を行っている．義歯製作のための前処置として，残存歯の削合を必要とする場合もある（図4）．

　歯列欠損に対する補綴治療は，装置（義歯）を用いた口腔リハビリテーションである[6]．術前歯科受診は，それぞれの患者の状態に応じた治療目標の設定を明確にすることができ，術前の状態を再現した即時義歯の製作は，術後口腔リハビリテーションの早期開始を期待できるだけでなく，術前シミュレーションの際にも達成可能な顎堤形態の設定を円滑に行うことができる．

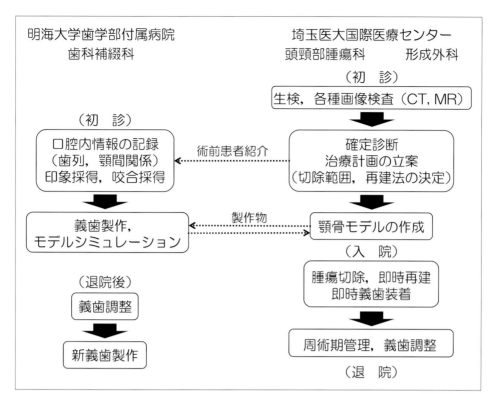

図 2. 多施設連携による顎骨再建術後早期補綴リハビリテーションプログラム

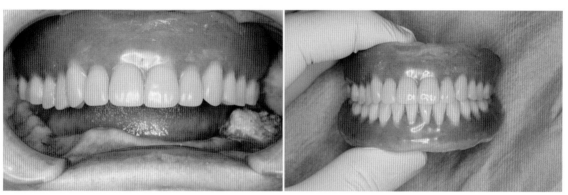

a│b

図 3. 術前診査 ①（無歯顎，総義歯症例）

a：術前は腫瘍の増殖などにより義歯が装着できない場合も多い．
b：使用していた義歯の咬合状態や義歯床形態を確認し，必要に応じて修正する．

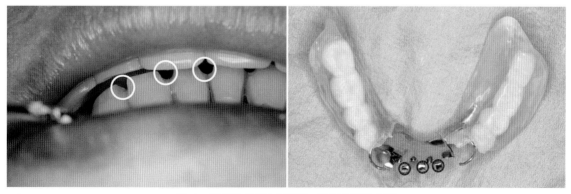

a│b

図 4. 術前診査 ②（有歯顎，部分床義歯症例）

a：レストシート形成（a：白）（義歯の構造（b：赤）を付与するための間隙）のた
め残存歯の削合による支台歯前処置を行った．
b：製作した部分床義歯

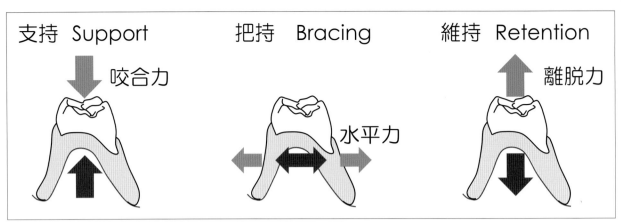

図 5. 義歯の安定に関わる要素
支持：咬合力による義歯の沈下に抵抗する要素
把持：義歯に加わる側方力に抵抗する要素
維持：義歯の離脱に抵抗する要素

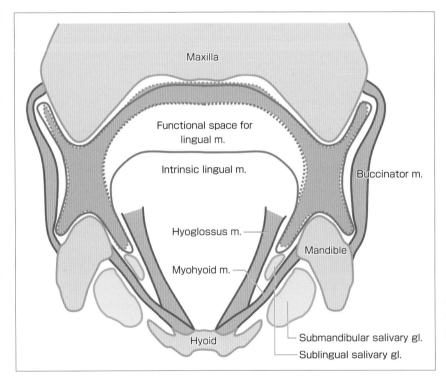

図 6.
デンチャースペース（水色）
義歯を装着できる空間．顎骨
形態だけでなく，周囲軟部組
織の機能運動を阻害しない空
間を利用する必要がある．

義歯を用いた術後口腔リハビリテーション

　義歯を用いた口腔リハビリテーションでは，機能時の義歯の挙動が安定していることが重要である．一般に可撤性義歯の挙動の制御には支持・把持・維持の要素（図5）を考慮した義歯形態の設計が必要とされる．また，義歯形態はデンチャースペース[7]（機能時の舌や咀嚼筋群などに代表される口腔周囲筋の運動を阻害せずに義歯を装着できる空間）内に収める必要がある（図6）．再建顎堤形態においても義歯を使用する以上，これらの要件を考慮した顎堤形態を付与することが重要である．

・支持・把持・維持

　咬合力による義歯の沈下を制御する支持要素の

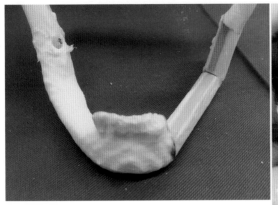

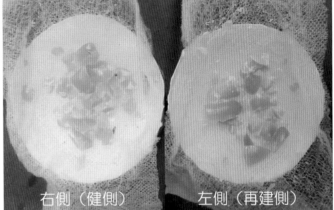

a | b

  | c

右側（健側）　　　　左側（再建側）

図 7.
必要な要件を満たした顎堤形態は義歯による口腔機能回復が期待できる.
　a：骨弁（腓骨）による下顎骨再建
　b：義歯床相当部顎堤は植皮による再建が行われた.
　c：ピーナッツ粉砕による咀嚼能力の比較

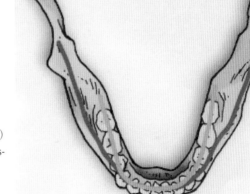

図 8.
Double arc concept
歯列弓に相当する Occlusal arc（Functional arc）
（黄）と下顎下縁に相当する Marginal arc（Aesthetic arc）
（文献 8 より引用）

獲得は，咬合力を受け止める硬組織による裏打ちがあることだけでなく，被圧変位が可及的に少なくなるよう，薄く可動性の少ない軟組織で被覆されていることが望ましい．咬合力は歯，顎堤軟組織を介して顎骨へと伝えられることから，支持要素の獲得には，回復するべき歯列形態に調和した移植硬組織の配置が理想と言える（図 7）．Double arc concept[8]（図 8）は，機能面および整容面のいずれも回復し得る再建顎骨形態を目標としている．安定した義歯の装着が可能な顎堤形態を付与

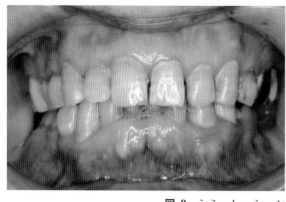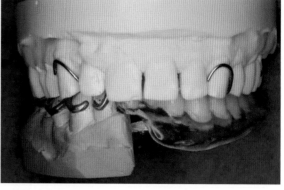

図 9. シミュレーションの前準備（即時義歯製作） a｜b

術前の口腔内記録をもとに，通常の義歯製作法と同様に即時義歯を製作する．

a：術前の咬合状態

b：完成した義歯は術前の咬合状態が再現されている．

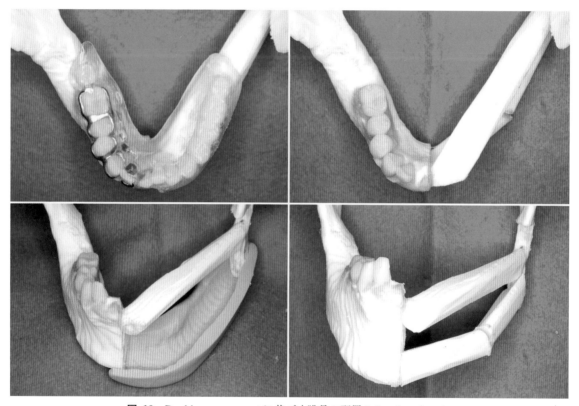

図 10. Double arc concept に基づく腓骨の配置シミュレーション a｜b

a：下顎骨モデルに義歯を装着することで歯列弓，Occlusal（Functional）arc を明示できる． c｜d

b：配置した腓骨

c：シリコーンコアを用いて術前の下顎下縁形態，Marginal（Functional）arc を明示する．

d：それぞれの arc を明示することで腓骨配置をスムースに行うことができる．

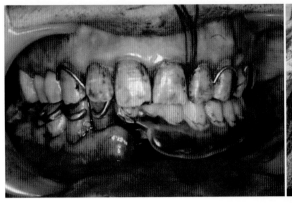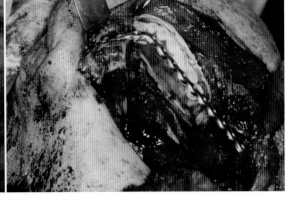

a|b

図 11. ガイド義歯の術中使用

a：術中の義歯装着により術前の咬合状態を再現し，残存歯列の整復を補助する．

b：歯列形態を有するため，Occlusal(Functional)arc 配置の目安にも有効である．

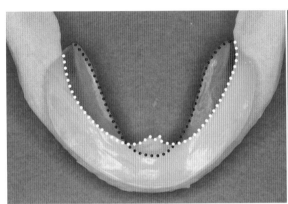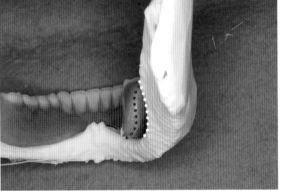

a|b

図 12. 顎骨と義歯の関係(a：下方から，b：後方から)

舌側義歯床縁形態(赤)は，口腔底を構成する軟組織(顎二腹筋，舌下腺，頤舌筋など)
の機能運動時の形態によって規制されるため，必ずしも顎骨形態(白)とは一致しない．

できるため，義歯を用いた術後口腔リハビリテーションに対しても有効な概念と考えている(図9～11)．

● デンチャースペース

　有床義歯の場合，通常歯を欠損した顎堤に対し歯肉形態として義歯床が付与される．特に総義歯では義歯床形態をデンチャースペース内に適切に収めることで，機能時の義歯の安定に寄与する把持・維持効果を得ることができる．義歯床の外形に相当する床翼(フランジ)形態は口腔前提，口腔底などを構成する軟組織の機能的形態に影響を受ける(図12)．口腔再建では，縫縮や術後の瘢痕拘縮だけでなく，口唇や頬粘膜などの軟組織の皮弁再建も粘膜本来の可動性が損なわれる点でデンチャースペースの狭窄を引き起こし得る．義歯を用いた口腔リハビリテーションでは，移植骨の種類や配置だけでなく切除区域に含まれる顎骨付着筋の走行の変化，軟組織の再建法に影響を大きく受けるデンチャースペースを考慮する必要がある．術後の顎堤軟組織の形態変化には未だ不明確な点も多いが，口腔底側では舌房形態を阻害しないこと，すなわちOcclusal(Functional)arcの再建は舌側を基準に行うことが重要である．また，術直後あるいは早期からの義歯装着を行うためには術前の舌房形態を参考に義歯のフランジ形態を設定することが有効であると考えている(図13, 14)．

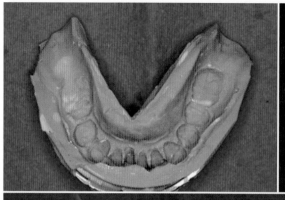
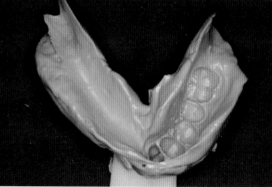
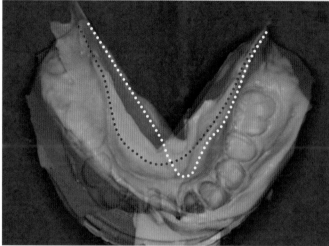

図 13.

術後の舌房(デンチャースペース)の変化

 a：術前の歯列印象

 b：術後約8か月．最終義歯製作のための印象

 c：再健側だけでなく，健側の床縁形態も変化している．

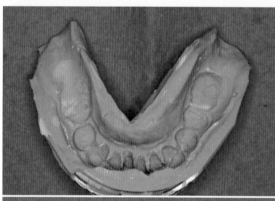
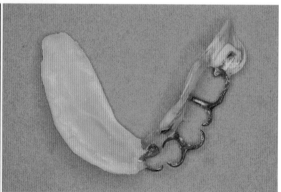
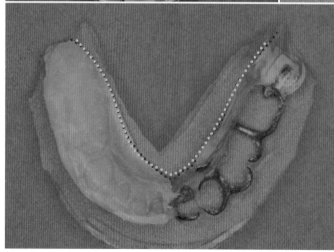

図 14.

術直後から早期では，舌房形態は術前からの変化が少ない．術後の形態変化に応じて義歯を調整する．

 a：術前の歯列印象

 b：術後約2か月時．調整の完了した治療用義歯

 c：舌側床縁形態は術前の口腔底形態とほぼ一致している．

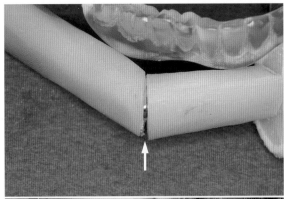

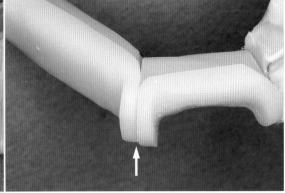

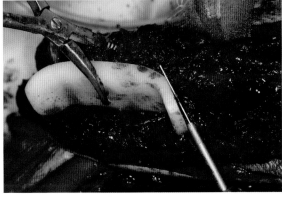

a	b
c	

図 15.
シミュレーション精度向上のための工夫
　a：シミュレーション時の配置角度の調整などで骨片間の接合面に隙間（矢印）が生じるため，接合面にマグネットを介在させる.
　b：マグネットの接合面に合わせてテンプレートを作製することで，接合面の誤差を補正する（矢印：テンプレート間の接合面には間隙が生じていない）.
　c：術中骨切りガイドとして用いることでシミュレーション精度の向上に役立つ.

まとめ

　筆者らは下顎区域切除に対する即時顎骨再建に対し，術前からの補綴介入によって術後早期（直後から）の義歯装着，口腔リハビリテーションの開始を目標としている．即時義歯の装着は，術前の顎間関係を再現していることから，早期の顎口腔機能の安定および回復に有効と考えている．一方で，義歯の使用を前提とした口腔リハビリテーションであるため，術後の原疾患に対する化学療法や放射線治療の実施や，移植組織のトラブルが生じると，義歯の使用が困難となり治療が中断される場合がある．また，再建顎堤形態に対しても，標準あるいは理想的形態が存在していないことから，顎堤形態の設定には症例ごとのサージカルシミュレーションが必須である．現状においては，術者間での協議やシミュレーションに先立ち，実態模型および補綴装置の製作が必要となっている．そのため，患者は術前に両施設に通院が必要であるなど，対応可能な医療地域や準備期間に対して制約が生じている．

再建顎堤形態の標準化，シミュレーション精度の向上（図 15），さらにはシステムのデジタル化は，シミュレーションのネットワーク上での迅速な対応を可能とし，対応医療地域の拡大も期待できる．

謝　辞

　埼玉顎再建チームとして，地域医療連携による口腔癌患者の早期補綴リハビリテーションプログラムにご協力いただいている埼玉医科大学国際医療センター頭頸部腫瘍科 榎木祐一郎先生，林　直樹先生，形成外科 景山大輔先生，浅野　悠先生に感謝します.

　本稿に申告すべき利益相反はない.

参考文献

1) Beumer, J. Ⅲ, et al.：Rehabilitation of Tongue and Mandibular Defects. Maxillofacial Rehabilitation. 3rd ed. Beumer, J. Ⅲ, et al., ed. 61-154, Quintessence Publishing Co, Inc. 2011.
　　Summary　顎顔面補綴学の成書．下顎欠損に対

する補綴治療について.

2）日本顎顔面補綴学会編：顎顔面補綴診療ガイドライン 2019 年度版. 2019.
　Summary　上顎欠損に対する即時顎補綴装置の適応について.

3）横尾　聡, 去川俊二：下顎再建における標準治療とは何か―治療目的・目標と問題意識の共有化―. 口腔腫瘍. 27：21-29, 2015.
　Summary　国内における下顎骨再建の実情について.

4）Garrett, N., et al.：Efficacy of conventional and implant-supported mandibular resection prostheses：Study overview and treatment outcomes. J Prosthet Dent. 96：13-24, 2006.
　Summary　可撤性義歯とインプラント義歯の機能について.

5）去川俊二ほか：口腔再建における顎補綴のための手術手技. 顎顔面補綴. 39：42-48, 2016.

　Summary　ガイドシーネを使用した顎骨再建手技について.

6）細井紀雄ほか：第 5 版の発刊にあたって. コンプリートデンチャーテクニック第 5 版. 細井紀雄ほか編. 医歯薬出版, 2005.
　Summary　無歯顎補綴診療に携わる歯科医療者の心得について.

7）Nagle, R. J., Sears, V. H.：Denture prosthetics, complete dentures. Nagle, R. J., Sears, V. H. ed. 121-123, CV Mosby Co., St. Louis, 1962.
　Summary　ニュートラルゾーンを考慮した総義歯形態について.

8）Sarukawa, S., et al.：Mandibular reconstruction based on the concept of double arc reconstruction. J Craniofac Surg. 26：e539-e542, 2015.
　Summary　機能および整容回復ための下顎骨再建形態の概念について.

超アトラス 眼瞼手術
—眼科・形成外科の考えるポイント—

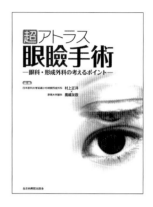

| 編集 | 日本医科大学武蔵小杉病院形成外科 | 村上正洋 |
| | 群馬大学眼科 | 鹿嶋友敬 |

B5 判／オールカラー／ 258 頁／定価（本体価格 9,800 円＋税）
2014 年 10 月発行

アトラスを超える**超アトラス**！
眼瞼手術の基本・準備から，部位別・疾患別の術式までを
盛り込んだ充実の内容.
786 枚の図を用いたビジュアル的な解説で，実際の手技が
イメージしやすく, 初学者にも熟練者にも必ず役立つ 1 冊！

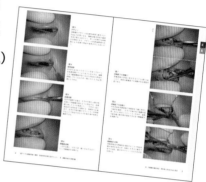

目次

I 手術前の[基本] [準備]編—すべては患者満足のために—
　A まずは知っておくべき「眼」の基本
　　　—眼科医の視点から—
　B おさえておきたい眼瞼手術の基本・準備のポイント
　　　—形成外科医の視点から—
　C 高齢者の眼瞼手術における整容的ポイント
　　　—患者満足度を上げるために—
　D 眼瞼手術に必要な解剖
　E 眼瞼形成外科手術に必要な神経生理

II 眼瞼手術の[実践]編
　A 上眼瞼の睫毛内反
　　　上眼瞼の睫毛内とは
　　　埋没縫合法
　　　切開法 (Hotz 変法)
　B 下眼瞼の睫毛内反
　　　下眼瞼の睫毛内反とは
　　　若年者における埋没法
　　　若年者における Hotz 変法
　　　退行性睫毛内反に対する Hotz 変法 (anterior lamellar repositioning)
　　　Lid margin split 法
　　　牽引筋腱膜の切離を加えた Hotz 変法
　　　内眥形成
　C 下眼瞼内反
　　　下眼瞼内反とは
　　　牽引筋腱膜縫着術 (Jones 変法)
　　　眼輪筋短縮術 (Wheeler-Hisatomi 法)
　　　Lower eyelid retractors' advancement (LER advancement)
　　　牽引筋腱膜縫着術と眼輪筋短縮術を併用した下眼瞼内反手術

　D 睫毛乱生・睫毛重生
　　　睫毛乱生・睫毛重生とは
　　　電気分解法
　　　毛根除去法
　　　Anterior lamellar resection (眼瞼前葉切除)
　E 上眼瞼下垂
　　　上眼瞼下垂とは
　　　Aponeurosis を利用した眼瞼下垂手術
　　　Muller tuck 法 (原法)
　　　CO₂ レーザーを使用した眼瞼下垂手術 (extended Muller tuck 宮田法)
　　　Aponeurosis とミュラー筋 (挙筋腱膜群) を利用した眼瞼下垂手術
　　　眼窩隔膜を利用した眼瞼下垂手術 (松尾法)
　　　若年者に対する人工素材による吊り上げ術
　　　退行性変化に対する筋膜による吊り上げ術
　　　Aponeurosis の前転とミュラー筋タッキングを併用した眼瞼下垂手術
　F 皮膚弛緩
　　　上眼瞼皮膚弛緩とは
　　　重瞼部切除 (眼科的立場から)
　　　重瞼部切除 (形成外科的立場から)
　　　眉毛下皮膚切除術
　G 眼瞼外反
　　　下眼瞼外反とは
　　　Lateral tarsal strip
　　　Kuhnt-Szymanowski Smith 変法
　　　Lazy T & Transcanthal Canthopexy
コラム
　眼科医と形成外科医のキャッチボール

株式会社 全日本病院出版会
〒113-0033 東京都文京区本郷 3-16-4　Tel：03-5689-5989
www.zenniti.com　　　　　　　　　　　　Fax：03-5689-8030

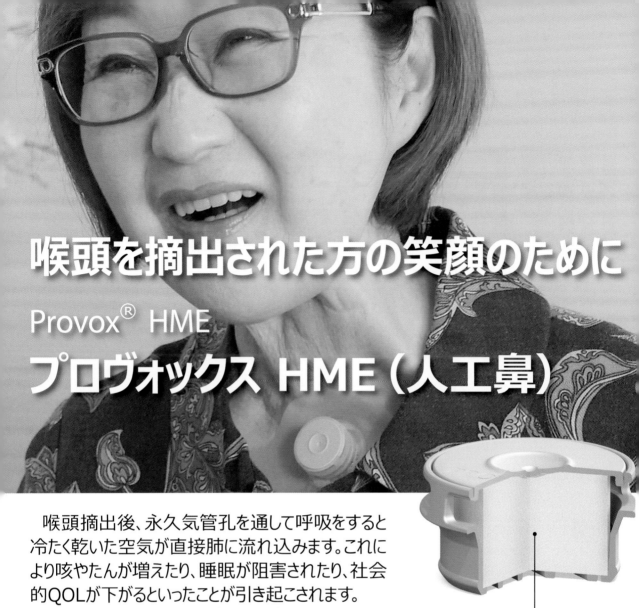

喉頭を摘出された方の笑顔のために

Provox® HME

プロヴォックス HME（人工鼻）

　喉頭摘出後、永久気管孔を通して呼吸をすると冷たく乾いた空気が直接肺に流れ込みます。これにより咳やたんが増えたり、睡眠が阻害されたり、社会的QOLが下がるといったことが引き起こされます。
　エクストラHMEは人工の鼻の役割を果たし、吸入した空気に温度と湿気を与えます。

塩化カルシウムを塗布した発泡体が呼気含まれた水分と温度を効果的にとらえます

※2020年9月1日より、喉頭摘出者用人工鼻（HME）と接続材料が特定保険医療材料（償還価格）対象として収載されました。

PEPARS No.168：59-66，2020

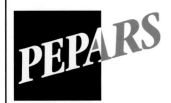

◆特集／実は知らなかった！新たに学ぶ頭頸部再建周術期管理の10の盲点

頭頸部癌再建患者における
音声リハビリテーション

福島　啓文*

Key Words：シャント発声(tracheoesophageal shunt)，食道発声(esophageal speech)，電気喉頭(electrolarynx)，プロヴォックス Vega™(Provox® Vega™)

Abstract　　喉頭摘出後の音声リハビリテーションには3つの方法がある．それぞれの特徴を理解し，喉頭摘出後に音声リハビリテーションを進めることで発声ができるようになり，コミュニケーションがとれないストレスから解放される．なかでも音声の質がよいのはシャント発声であるが，日常の手入れや交換といった手間もかかり，十分な説明の上で手術を選択していく必要がある．

はじめに

　喉頭癌，下咽頭癌の進行癌では，喉頭摘出を余儀なくされる場合がある．癌治療の一環であるが，声を失うことは，身体的，精神的負担が大きく，QOL低下の最大の要因である．したがって，音声リハビリテーションにより音声を獲得することはQOL向上において重要であり，また治療意欲を継続していくためにも必要である．音声を獲得する代用音声には3つの方法がある．食道発声，電気喉頭，シャント発声である(図1)．どの方法を選択するのかは，それぞれの発声方法に特徴があるため，術後の身体的な状態，家族のサポート体制，患者自身の意欲，コミュニケーションの必要度に応じて個別に考え，選択していく必要がある．それぞれの発声法について解説する．

* Hirofumi FUKUSHIMA，〒135-8550　東京都江東区有明3-8-31　がん研有明病院頭頸科，医長

食道発声

1．発声の仕組み

　発声の仕組みは，動力源となる空気を食道内に取り込み，この空気を排出する時に咽頭食道部の粘膜振動で原音をつくり，口腔にて共鳴と構音をつくる発声法である(図1-a)．音源となる咽頭食道部は新声門と呼ばれ，喉頭と食道を結びつけている下咽頭収縮筋によってつくられている．下咽頭収縮筋が残っていない場合は再建部分が新声門となる．例えば，空腸で咽頭再建されている場合は，空腸そのものが新声門となる．空腸には蠕動があり，振動が安定しないため音声獲得は難しいとされている．また，エネルギー源として排出する空気の量は約150 mlであり，健常者による喉頭発声の発声時呼吸量2,000 mlと比べて極めて少ない量である[1]．したがって，喉頭発声の発声持続時間が約15秒以上に対し，食道発声では約3秒と短い[1]．そのため，食道発声では連続した発声は困難である．

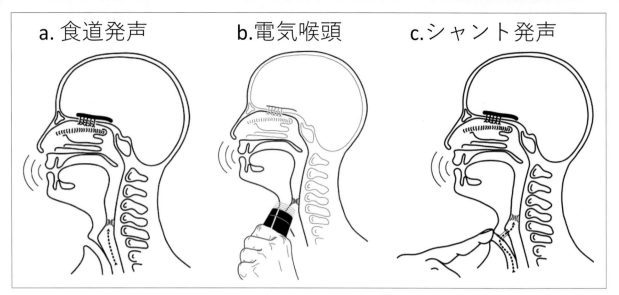

a.食道発声　　b.電気喉頭　　c.シャント発声

図 1.（アトスメディカル提供）

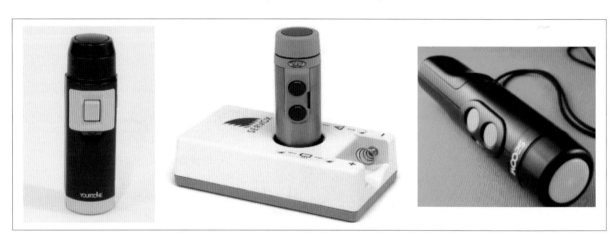

図 2. 電気喉頭

2. 特 徴

　利点は，機械やボイスプロステーシスといった道具を必要とせず，メンテナンスが不要な点である．また，会話中に両手が自由になるため，身振り手振りで会話を補うことができる．一方，不利な点は習得するための期間が3～6か月と長く，再建症例での音声獲得率は低いことである．そして，音声を獲得しても音量が小さく，連続した発声が困難なため，コミュニケーションの手段として食道発声を維持する患者は30%以下と言われている[2]．音声を獲得するためには特殊な訓練が必要であり，この訓練は日本喉摘者団体連合会（日喉連）が中心となって，食道発声の指導を行っている．日喉連各地方の教室では，ボランティア

による代用音声に習熟した喉摘者によって指導が行われている．

電気喉頭

1. 発声の仕組み

　電池で動く振動板が先端にあり，ブザーのような振動音を出し，頸部や頬部の皮膚に密着させて，口腔内へ振動を伝える（図2）．音がでている時に口の形や舌の動きで音を変化させて発声する方法である（図1-b）．音声の理解度は，食道発声と同等であり，雑音下での識別については，食道発声よりもよいと報告されている[3][4]．

2. 特 徴

　早期に比較的容易に習得が可能なため，食道発

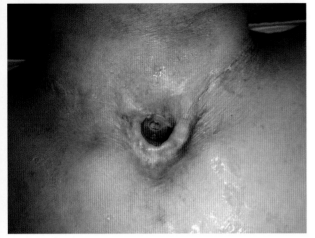

図 3. 気管孔にボイスプロステーシスを挿入

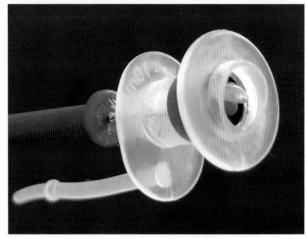

図 4. プロヴォックス Vega™

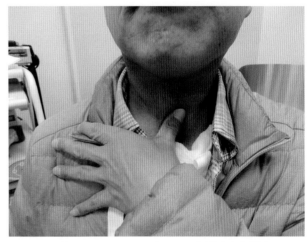

図 5. 呼気のタイミングに合わせて気管孔を密閉する.

声を習得するまでの訓練期間中に臨時の代用音声として使用することや，シャント手術を受けるまでの待機期間中に使用することが可能である．また，他の代用音声習得後の，非常事態時のバックアップとして使用することを推奨している．例えば，シャント発声のトラブル時である．無発声期間をできるだけ短くすることにより，コミュニケーションがとれない苛立ちや精神的な不安を少しでも軽減できるので，電気喉頭の購入を積極的に勧めている．購入費用については，地方自治体の日常生活用具の給付対象となっているので公費での購入が可能である．欠点は，機械的な音質である．また，発声時に片手を必要とするため，職場復帰を希望する患者にとって不都合が多くなり，職場復帰の妨げとなる可能性がある．

シャント発声

1．発声の仕組み

　シャント発声とは，喉頭摘出で分離された気管と食道に気管食道瘻を形成し，呼気を口腔へ誘導して発声する方法である(図1-c)．気管と食道がつながるため，誤嚥防止対策が必要となる．その方法には，天津法のように局所皮弁を用いて手術により誤嚥防止を目指す方法[5]と一方弁である誤嚥防止弁のついたシリコン製のボイスプロステーシスを気管孔に挿入する方法がある(図3)．近年，誤嚥防止弁の性能が向上し交換も容易になり，

シャント発声の主流はボイスプロステーシスを使用した方法となっている．このボイスプロステーシスは，1979年にSingerとBlomが報告[6]して以来，様々な種類が開発され製品化されてきた．現在は第三世代のボイスプロステーシスであるプロヴォックス Vega™（以下，プロヴォックス）が主流となっている(図4)．プロヴォックスによるシャント発声は，気管孔を密閉し，肺からの呼気がプロヴォックスの中心にある一方弁を通して咽頭に向かい，残存粘膜もしくは再建皮弁や空腸粘膜の振動で発声する．シャント孔に呼気を誘導させるため，気管孔を呼気のタイミングに合わせて密閉する必要がある(図5)．呼気を利用して発声するため，連続した流暢で大きな発声が可能とな

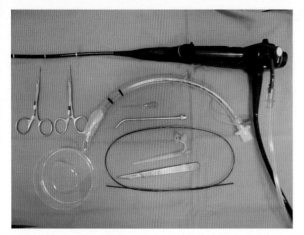

図 6. 準備する道具

る．他の代用音声と比べ，喉頭発声に最も近い発声と評価されている[3)4)7)]．また，音声の質に関して，食道発声よりも持続時間，音量ともに優れている[8) ~10)]．電話での会話が可能となり，食道発声や電気喉頭に比べ，会話の制限が少ない[11)]．したがって，徐々にではあるが，本邦でも普及してきている発声法である．

2．特　徴

　長所は肺の空気を利用した発声であるため，特別な訓練は必要なく，簡便に発声が可能であり，流暢な音声を獲得することができる点である．短所は日常の手入れや交換が必要なこと，維持するための費用がかかり，医療機関に依存し，通院の必要がある点である．また，誤嚥性肺炎のリスクを伴うことである．

3．手　術

　プロヴォックスを挿入する手術は，喉頭摘出と同時に行う一期的挿入と待機的に行う二期的挿入がある．同時手術の場合，放射線治療後や再建症例では気管孔周囲の感染が大きな合併症につながる危険があるため，二期的挿入を基本としている．二期的挿入のタイミングは，喉頭摘出後3か月以上経過してからが安全である．

A．二期的挿入方法の実際

1）準備する道具（図6）

- 吸引付きファイバースコープ
- プロヴォックス Vega™ パンクチャーセット（22.5 Fr，12.5 mm）
- テーパーガード™気管チューブ8.5 Fr（Mallinckrodt）
- 23 G カテラン針
- 剪刀
- モスキート鉗子2本

2）ファイバースコープの挿入

　吸引付きファイバースコープを吸引口から送気ができるように準備し，気管チューブ内にファイバースコープを通しておく（図7）．送気をしながらファイバースコープを経口より挿入し，予想される穿刺位置を越えたところまでファイバースコープを進める．続いてファイバースコープをガイドにしながら気管チューブを食道内へ挿入する（図8）．

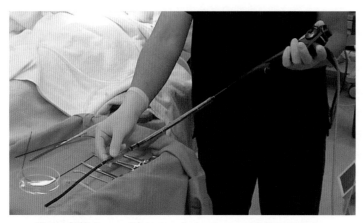

図 7. 気管チューブ内にファイバースコープを通しておく．

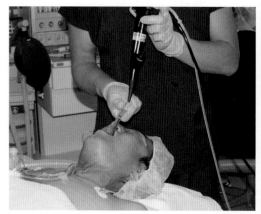

図 8. ファイバースコープをガイドにしながら気管チューブを挿入する．

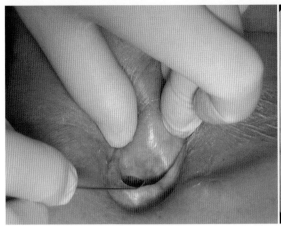
a．カテラン針を穿刺

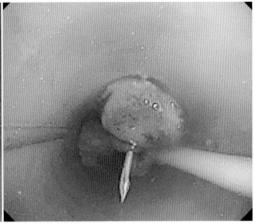
b．モニター画面上で確認

図 9．試験穿刺

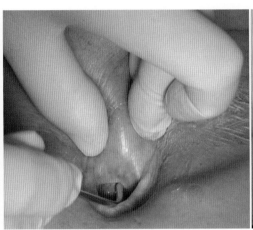
a．穿刺

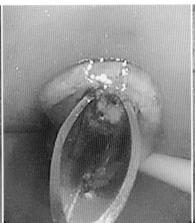
b．モニターで確認

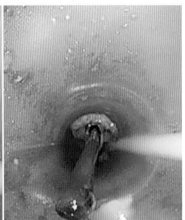
c．ガイドワイヤ挿入

図 10．本穿刺

3）穿刺位置の決定

穿刺位置の高さは気管孔の6時の方向とする．気管チューブの側溝が穿刺位置になるように調整する．この時，穿刺予定の気管膜様部を指で押しあて，気管膜様部越しに気管チューブの側溝の凹んだ部分を触り，気管内チューブの位置を決めている．ただし，指で側溝を触れない場合もあるので，この時は試験穿刺をしながら気管チューブの位置を調整する．

4）穿刺

パンクチャーセットに入っている本穿刺針は太

く，何度も穿刺をすると周囲組織への影響が強いため，必ず23 Gカテラン針による試験穿刺を行う（図9-a）．試験穿刺で側溝から針先が出てくるのをモニター上で確認する（図9-b）．そして穿刺針の方向と同じ方向に本穿刺を刺す（図10-a）．この時，穿刺針の先端が膜様部を突き抜け，内腔に出てくるところをモニター上で確認しながら穿刺を行う（図10-b）．針先が挿管チューブの内腔に入り，頭側へ向いていることを確認したらガイドワイヤを挿入する（図10-c）．ガイドワイヤは気管チューブの口側末端まで押し込む．

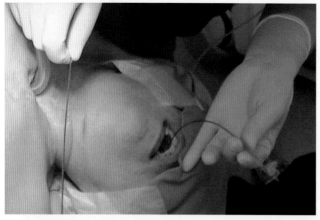

図 11.
口側のガイドワイヤ先端にプロヴォックスをセット

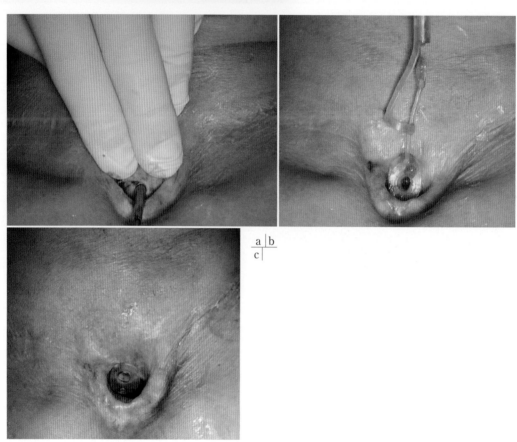

a | b
c |

図 12.
a：ダイレーターで気管膜様部の拡張，b：装着，c：紐の切り離し

5）プロヴォックスの装着

　口側からでてきたガイドワイヤの先端にダイレーター付きのプロヴォックスをセットする（図11）．この時，プロヴォックスのサイズは 12.5 mm を使用する．プロヴォックスをセット後，気管側へガイドワイヤを引き抜いてくる．その際，

ダイレーターで徐々に気管膜様部が拡張されてくるため，気管膜様部を鉗子で押さえながらプロヴォックスを装着する（図 12-a，b）．次にプロヴォックスの紐の部分を切り離し，上下の向きを整えて装着は完了する（図 12-c）．

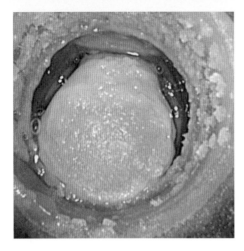

図 13.
一方弁周囲のカンジダ付着（咽頭側より撮影）

6）術後経過

術後早期合併症の主なものは，穿刺部位の局所感染である．局所感染の大部分は穿刺部位の血流不全が原因である[12]．そのため，長いサイズの 12.5 mm を初回に挿入し，局所の浮腫が落ち着いたら適切なサイズに調整するようにしている[13]．また，経過観察中の合併症の主なものは，漏れを放置することで起こる肺炎である．漏れが生じ始めたら交換のタイミングなので医療機関を受診し交換を行う必要がある．

4．交換について

プロヴォックスの弁から，飲水で水漏れを生じるようになったら交換のタイミングである．

弁の付近にカンジダや食残が付着することにより，漏れを生じる（図13）．交換は外来診察室で行っている．専用の交換キットを使用し，前方からの交換が可能である．簡単に前方から交換ができることもプロヴォックスの特徴である．交換の間隔は，平均3か月と報告[3]されているが，個人差もかなりある．

おわりに

1人の患者が3つのすべての代用音声を適応できるわけではなく，身体的な能力や家族のサポート体制，コミュニケーションの必要度に応じて個別に判断する必要がある．会話の質がよいからといって，すべての患者がシャント発声を行う必要もなく，それぞれのメリット，デメリットを理解し，希望に沿った音声獲得法を選択していく必要がある．

参考文献

1) 佐藤武男：食道発声法　喉摘者のリハビリテーション．p42-46，金原出版，1993.
2) Gates, G. A., et al.：Current status of laryngectomee rehabilitation：I. Results of therapy. Am J Otolaryngol. **3**：1, 1982.
3) Kalb, M. B., Carpenter, M. A.：Individual speaker influence on relative intelligibility of esophageal speech and artificial larynx speech. J Speech Hear Disord. **46**：77, 1981.
4) Clark, J. G., Stemple, J. C.：Assessment of three modes of alaryngeal speech with a synthetic sentence identification (SSI) task in varying message-to-competition ratios. J Speech Hear Res. **25**：333, 1982.
5) 天津睦郎ほか：喉摘後の音声獲得手術—One stage で行う新しい術式について．日耳鼻．**80**：780-785，1977.
6) Singer, M. I., Blom, E. D.：An endoscopic technique for restoration of voice after laryngectomy. Ann Otol Rhinol Laryngol. **89**：529-533, 1980.
7) Robbins, J.：Acoustic differentiation of laryngeal, esophageal, and tracheoesophageal speech. J Speech Hear Res. **27**：577, 1984.
8) Williams, S. E., et al.：Temporal and perceptual characteristics of tracheoesophageal voice. Laryngoscope. **99**：846, 1989.
9) Yu, P., et al.：Pharyngoesophageal reconstruction with the anterolateral thigh flap after total

laryngopharyngectomy. Cancer. **116**：1718, 2010.

10) Max, L., et al. : Intelligibility of oesophageal and tracheo-oesophageal speech : preliminary observations. Eur J Disord Commun. **32**：429, 1997.

11) Robbins, J., et al. : A comparative acoustic study of normal, esophageal, and tracheoesophageal speech production. J Speech Hear Disord. **49**：202, 1984.

12) 福島啓文：QOL 向上を目指して　喉頭全摘出咽頭再建後の音声獲得法. JOHNS. **29**：1035-1040, 2013.

13) Fukushima, H., et al. : Indwelling voice prosthesis insertion after total pharyngolaryngectomy with free jejeunal reconstruction. Laryngoscope Investig Otolaryngol. **2**(1)：30-35, 2017.

電気式人工喉頭
ユアトーン

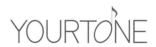
YOURTONE

ユアトーンとは、喉頭摘出・気管切開・麻痺・ALS 等で話せない方のための発声補助器具です。ユアトーンが作り出した模擬声帯音が、器具を喉に当てることで口の中に伝わり、口と舌を動かすことで声になります。

─── 日常生活用具給付対象商品 ───

最新機種

- 使用頻度の低いスイッチ類を収納し、さらに持ちやすくシンプルに。
- 毎回電源を入れなくても、操作スイッチを押すだけで話すことが可能。
- 数字が大きく見やすい設定ダイヤル。

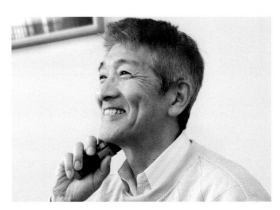

標準型　　　￥73,000
S-1 モデル　メーカー希望小売価格
　　　　　　　　　（非課税）

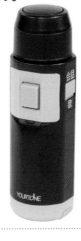

押しボタン式スイッチ
スイッチを押すだけの簡単操作
※声に抑揚はつきません。

2曲内蔵
リズムに合わせてスイッチを押すだけで歌うことが可能

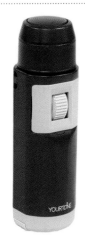

高機能型　　　￥75,000
G-1 モデル　メーカー希望小売価格
　　　　　　　　　（非課税）

スライド式スイッチ
スイッチの上下操作で声に抑揚をつけることが可能

例）
抑揚を用いた同音異義語の発音区別

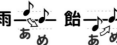
雨　あめ　　飴　あめ

練習すると、自由に音程をとって好きな歌を歌うことも可能
※内蔵曲はありません。

ユアトーン専用オプション品 パイプアダプター

パイプアダプターは、ユアトーンでうまく話すことが困難な方や、手術直後で器具を喉にあてられない方のための補助器具です。パイプアダプターをユアトーンに被せることで、パイプから直接ユアトーンの音を口の中へ響かせることが可能です。

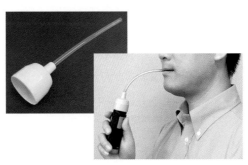

メーカー希望小売価格　￥2,800　（税抜）

ご購入前にご試用いただくため、**無料貸出機**をご用意しております。詳細は販売店へお問い合わせ下さい。

販売店　　販売に関するお問い合わせ

ENTFirst 第一医科株式会社

http://first-med.co.jp
TEL　03-3814-0111
FAX　03-3814-0135

製造　　製品に関するお問い合わせ

DENCOM DENSEI COMMUNICATION Inc.　**株式会社 電制**

https://www.dencom.co.jp
0120-422-102　電話受付 平日9〜17時
FAX　011-398-6668
Mail　yourtone@dencom.co.jp

PEPARS No.168：68-74, 2020

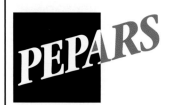

◆特集／実は知らなかった！新たに学ぶ頭頸部再建周術期管理の10の盲点

頭頸部癌再建患者の在宅食事指導の実際

川名 加織*

Key Words：頭頸部癌再建術(radical resection and reconstructive surgery for head and neck cancer)，栄養管理(nutrition management)，栄養指導(nutritional guidance)，嚥下調整食(dysphagia diet)

Abstract 頭頸部癌再建術を施行する患者においては手術前より経口摂取量の低下，体重減少による栄養状態低下がよくみられる．

術後の創傷治癒や感染症予防のために周術期の栄養管理は重要とされている．また，手術侵襲も大きく体蛋白の異化亢進が進行し手術前の低栄養に加えてさらなる栄養状態低下をきたす可能性があり，早期の栄養介入が必要である．切除範囲によってはボリュームのある組織で再建しスペースを埋めることで嚥下圧を生み出すため，体重減少を起因とする皮弁体積の減少が嚥下圧低下を引き起こし，嚥下機能低下を招く恐れがある．そのため周術期のみならず在宅へ移行後も栄養摂取量の維持が重要となる．

しかしながら，手術による嚥下機能の低下により栄養摂取量の確保は容易ではない．そのため嚥下造影検査(VF)による評価とその結果に基づく機能訓練とともに，嚥下調整食の選択や栄養補助食品の活用といったリハビリテーションが必要不可欠である．

はじめに

頭頸部癌患者では腫瘍の影響により治療開始前に食事摂取量が大幅に減少する[1]．また，30～55%の頭頸部癌患者では診断時から1か月で5%以上，6か月で10%以上の体重減少をきたすという報告もあり[2]，治療前にすでに低栄養へ陥っている患者も少なくない．さらに，頭頸部癌に対する拡大切除・自家遊離組織移植による再建術は手術時間が長く，手術部位が複数個所に及ぶため比較的大きな手術侵襲とされている[3]．そのため周術期の栄養管理は，手術部位感染(surgical site infec-

tion)予防，リフィーディング症候群のリスク低減などの観点からその重要性が古くから知られている[4]．

しかし，栄養管理は周術期だけではなく，退院後も患者の嚥下機能やQOL維持に重要な要素となると考えている．口腔中咽頭の拡大切除再建術では，切除された舌，舌根などをボリュームのある組織で再建しスペースを埋めることで嚥下圧を生み出している．このような症例では低栄養に起因する皮弁体積の減少，すなわち'皮弁の痩せ'により嚥下圧低下が引き起こされる．そのため，在宅へ移行した後の注意点として'皮弁の痩せ'の予防が必要不可欠となってくる．本稿では，当院における在宅食事指導の実際を具体的な症例を提示して示す．

* Kaori KAWANA, 〒135-8550 東京都江東区有明 3-8-31 がん研究会有明病院栄養管理部，主任

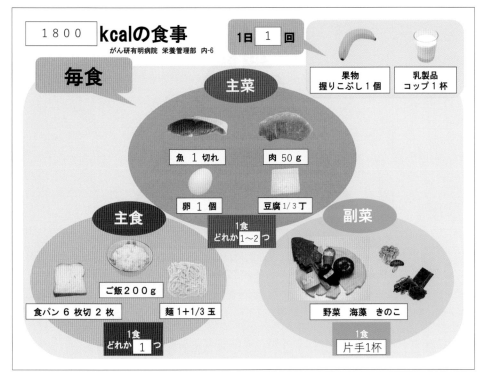

図 1. 食材の目安量媒体

必要エネルギー量の求め方

　エネルギー目標量を決定するためにはエネルギー消費量を求める必要がある．求め方は一般的に，ヒトがエネルギーを生成する際に食物から摂取した栄養素と酸素が化学反応を起こし二酸化炭素を産生するという生理的なメカニズムを利用し，呼気中の酸素および二酸化炭素の濃度と容積からエネルギー消費量を算出する方法（間接法）を用いて個々の患者に合わせて必要エネルギー量を設定することが望ましいとされている[5]．また三大栄養素のうち糖質と脂質は最終的に二酸化炭素と水に分解され，蛋白質は尿中窒素に分解される．そのため呼吸による呼気中の酸素および二酸化炭素の濃度と容積および尿中窒素量を測定することによってエネルギー消費量を求めることができるが，蛋白質のエネルギー消費量に占める割合は安定しており，Weir の式を使用し算出されることが多い．しかしながら間接法に使用する機器が高額であることや測定時の患者への負担もあり，実際の臨床現場では簡易式や予測式を用いることが多い．当院においても簡易式を使用し（現体重×30 kcal で算出．BMI 18.5 未満，高齢者，糖尿病患者を除く），必要エネルギー量の算出を行っている．また，定期的に栄養状態の再評価を行い，体重減少を確認しながら必要エネルギー量の再設定を行う．

　退院時の指導では食材の目安量を具体的に示し（図1），食事のみでは必要量の充足が難しいと判断した場合は経口的栄養補助（ONS；Oral Nutrition Supplementation）を導入する．ONS に使用する経腸栄養剤は個々の嚥下機能や嗜好，経済的背景を考慮し，患者に合わせた選択を行うことが肝要である．

栄養評価

　栄養評価の目的は栄養療法の効果をモニタリングすることであり，設定した栄養療法によって栄養状態が変化しているか，合併症が起きていないかをモニタリングし，最適な栄養療法を選択するために行われる．

　栄養療法施行中は体重や血清アルブミンなどの指標を用いた栄養状態の総合的な評価を定期的に行う．評価法は様々あるが，我々は下記を用いる

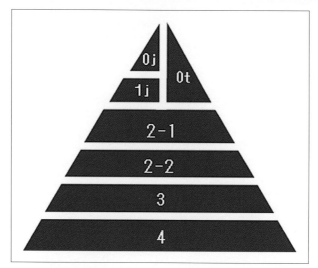

図 2. 日本摂食嚥下リハビリテーション学会嚥下調整食分類2013　5段階の分類
（文献7より引用）

ことが多い.

1. 体重減少率（%loss of body weight；% LBW）

%LBW は（平常時体重−現体重）÷平常時体重×100で求められる. 最近6か月以内の%LBWが10%以上, あるいは1日の%LBWが0.2%以上を持続する場合, 中等度以上の栄養障害の存在を考える. 体重減少が短期間で起きている場合は10%未満の%LBWであっても, 臨床的に重要な意味をもつとされている.

2. 血清アルブミン値（Alb）

血清 Alb 値は頻用される生化学指標である. アルブミンは血清中で最も含有量の多い蛋白であり, 入院時の栄養スクリーニングに用いられることが多い. Alb 値3.5〜3.0 g/dl 以下で低栄養と判断されることが多いが, 半減期が21日と直近の栄養状態の評価には向かないこと, 体内水分量, 侵襲, 肝疾患, 腎疾患などの影響を受けやすく評価の際は注意が必要である.

3. トランスサイレチン（transthyretin；TTR）

TTR はプレアルブミンとも呼ばれ, Rapid Turnover protein（RTP）の1つである. 半減期が1.5〜2日と短く血清 Alb 値よりも変動が迅速であるため, 経時的な変動を評価することが可能である. 短期間での栄養状態の変化をモニタリング

する指標として有用とされている.

当院ではプレアルブミンを頻用しているが, RTP には他にトランスフェリンやレチノール結合蛋白がある. RTP は急性炎症などで低下するため, これらの低下が低栄養によるものか炎症によるものかを鑑別するために C-reactive protein（CRP）の同時測定をしている.

しかしながら, これだけを測定すれば明確に栄養状態を反映できるという絶対的な指標はない. そのため既往や様々な指標を用いて, 多角的かつ総合的に検討する必要がある.

嚥下調整食

嚥下調整食とは一般的に ① 凝集性が高く口に入れてもばらけないこと, ② 付着性が低く, はりつかないこと, ③ 変形性が高くスムーズに移送できることが推奨される[6]. すなわち口腔内での咀嚼や食塊形成が容易であり, かつ咽頭残留が少なく誤嚥しにくい物が望ましいと考えられている. 嚥下調整食の分類は, 2013年に日本摂食嚥下リハビリテーション学会で策定された「日本摂食嚥下リハビリテーション学会嚥下調整食分類2013」（学会分類2013）が用いられることが多い[7]（図2, 表1）. その他にも様々な区分があり, 1994年に厚生労働省が表示基準を設けた特別用途食品制度に「えん下困難者用食品」が規格されている. また,

表 1. 日本摂食嚥下リハビリテーション学会嚥下調整食分類 2013 早見表（文献 2 より引用）

コード【I-8項】		名称	形態	目的・特色	主食の例	必要な咀嚼能力【I-10項】	他の分類との対応【I-7項】
0	j	嚥下訓練食品0j	均質で、付着性・凝集性・かたさに配慮したゼリー 離水が少なく、スライス状にすくうことが可能なもの	重度の症例に対する評価・訓練用 少量をすくってそのまま丸呑み可能 残留した場合にも吸引が容易 たんぱく質含有量が少ない		（若干の送り込み能力）	嚥下食ピラミッドL0 えん下困難者用食品許可基準I
0	t	嚥下訓練食品0t	均質で、付着性・凝集性・かたさに配慮したとろみ水 （原則的には、中間のとろみあるいは濃いとろみ*のどちらかが適している）	重度の症例に対する評価・訓練用 少量ずつ飲むことを想定 ゼリー丸呑みで誤嚥したりゼリーが口中で溶けてしまう場合 たんぱく質含有量が少ない		（若干の送り込み能力）	嚥下食ピラミッドL3の一部（とろみ水）
1	j	嚥下調整食1j	均質で、付着性、凝集性、かたさ、離水に配慮したゼリー・プリン・ムース状のもの	口腔外で既に適切な食塊状となっている（少量をすくってそのまま丸呑み可能） 送り込む際に多少意識して口蓋に舌を押し付ける必要がある 0jに比し表面のざらつきあり	おもゆゼリー、ミキサー粥のゼリー など	（若干の食塊保持と送り込み能力）	嚥下食ピラミッドL1・L2 えん下困難者用食品許可基準II UDF区分4（ゼリー状） ユニバーサルデザインフード
2	1	嚥下調整食2-1	ピューレ・ペースト・ミキサー食など、均質でなめらかで、べたつかず、まとまりやすいもの スプーンですくって食べることが可能なもの	口腔内の簡単な操作で食塊状となるもの（咽頭では残留、誤嚥をしにくいように配慮したもの）	粒がなく、付着性の低いペースト状のおもゆや粥	（下顎と舌の運動による食塊形成能力および食塊保持能力）	嚥下食ピラミッドL3 えん下困難者用食品許可基準II・III UDF区分4
2	2	嚥下調整食2-2	ピューレ・ペースト・ミキサー食などで、べたつかず、まとまりやすいもので不均質なものも含む スプーンですくって食べることが可能なもの		やや不均質（粒がある）でもやわらかく、離水もなく付着性も低い粥類		
3		嚥下調整食3	形はあるが、押しつぶしが容易、食塊形成や移送が容易、咽頭でばらけず嚥下しやすいように配慮されたもの 多量の離水がない	舌と口蓋間で押しつぶしが可能なもの 押しつぶしや送り込みの口腔操作を要し（あるいはそれらの機能を賦活し）、かつ誤嚥のリスク軽減に配慮がなされているもの	離水に配慮した粥 など	舌と口蓋間の押しつぶし能力以上	嚥下食ピラミッドL4 高齢者用ソフト食 UDF区分3
4		嚥下調整食4	かたさ・ばらけやすさ・貼りつきやすさなどのないもの 箸やスプーンで切れるやわらかさ	誤嚥と窒息のリスクを配慮して素材と調理方法を選んだもの 歯がなくても対応可能だが、上下の歯槽堤間で押しつぶすあるいはすりつぶすことが必要で舌と口蓋間で押しつぶすことは困難	軟飯・全粥 など	上下の歯槽堤間の押しつぶし能力以上	嚥下食ピラミッドL4 高齢者用ソフト食 UDF区分2およびUDF区分1の一部

学会分類2013は、概説・総論、学会分類2013（食事）、学会分類2013（とろみ）から成り、それぞれの分類表には早見表を作成した。

本表は学会分類2013（食事）の早見表である。本表を使用するにあたっては必ず「嚥下調整食学会分類2013」の本文を熟読されたい。

*上記0tの中間のとろみ・濃いとろみについては、学会分類2013（とろみ）を参照されたい。

本表に該当する食事において、汁物を含む水分にはとろみを付ける。【I-9項】

ただし、個別に水分の嚥下評価を行ってとろみ付けが不要と判断された場合には、その原則を解除できる。

他の分類との対応については、学会分類2013との整合性や相互の対応が完全に一致するわけではない。【I-7項】

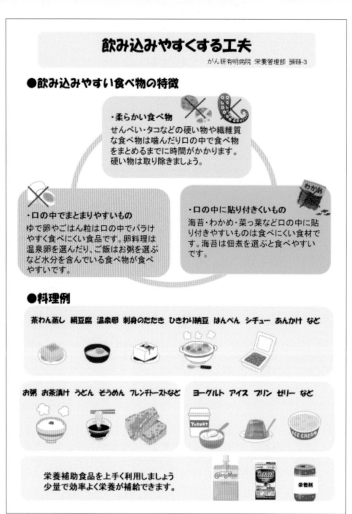

図 3.
食べやすい料理の特徴，媒体

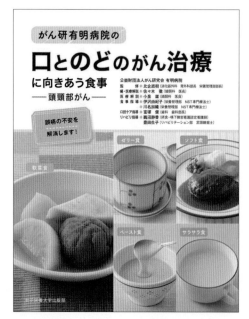

図 4. 書籍「口とのどのがん治療に向き合う食事」
当院の摂食嚥下リハビリチームが中心となり嚥
下訓練食に関する本を出版

2003 年に日本介護食品協議会が自主規格として
ユニバーサルデザインフード(UDF)を策定．農林
水産省では，2013 年に在宅で療養する利用者が選
択しやすいように小売り向け食品の介護食を色分
けしたマークを添付して分類した「スマイルケア
食」という枠組みを整備した．

　当院においては学会分類 2013 をもとに嚥下調
整食を導入しており，個々の嚥下機能に合わせた
嚥下調整食を提供している．

　退院の指導時には，実際に調理を行うご家族に
同席頂き，個々に合わせた食べやすい料理の特徴
(図 3)，具体的なレシピ内容が記載されている書
籍(図 4)の紹介，作り方の工夫などについて指導
をしている．また，UDF やスマイルケア食の介護
用食品を紹介し，ご家族の調理負担が軽減できる
ように情報提供を行っている．

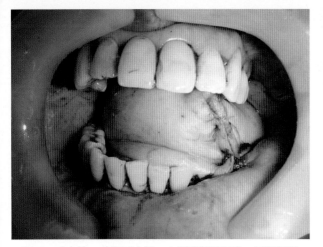

図 5. 舌全摘, 舌根亜全摘, 中咽頭側壁切除, 下顎辺縁
切除に対して腹直筋皮弁による再建を行った. 術後
皮弁の萎縮を見越して, 十分な隆起で再建された.

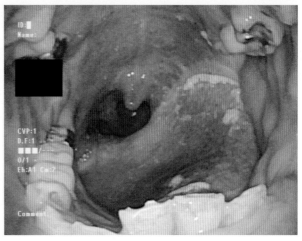

図 6. 皮弁体積の著明な減少により口腔内に陥凹が生
じている.

症　例

58 歳, 女性. 身長 156.3 cm, 体重 49 kg, BMI
20, 標準体重 53.5 kg

舌癌 cT3N3bM0（扁平上皮癌）

舌全摘, 舌根亜全摘, 中咽頭側壁切除, 下顎辺
縁切除, 両頸部郭清, 腹直筋皮弁による再建, 喉
頭挙上, 輪状咽頭筋切除, 気管切開を施行（図5）,
栄養管理のために経鼻胃管の留置を行った.

術後 8 日目にカフ付きカニューレからスピーチ
バルブへ変更. 術後 15 日目に嚥下造影検査（VF）
を行い口腔期の送り込み障害は認めるものの嚥下
圧は十分かかっており, 舌根部へ食塊を運べれば
誤嚥なく摂取可能であり直接訓練開始. 経口摂取
量が安定したため術後 22 日目に経鼻胃管を抜去.
術後 41 日目に追加治療（化学放射線療法）のため
転科し, 治療完遂のため術後 96 日目に退院.

退院後5か月20日目に自宅にて粘稠痰による気
道狭窄あり, 呼吸困難のため緊急入院. 手術時と
比較し 39.5 kg, 体重減少 −9.5 kg（−19%）の体
重減少, BMI 16 と低値であり, 皮弁体積の著明
な減少を認めた（図6）. 手術後の体重減少に加え
化学放射線療法時の悪心や咳嗽による逆流感のた
め経腸栄養剤が十分に投与することできず体重減
少を認めたと考えられた. 緊急入院翌日に気道狭
窄あり, 緊急気管切開となりカフ付きカニューレ

挿入し, 栄養管理のために経鼻胃管を留置. 必要
エネルギー量（1,500 kcal/日）に合わせて栄養剤
投与を行った. 入院 6 日目にスピーチバルブへ変
更し入院 7 日目より経鼻胃管留置したまま舌と口
蓋の接触不良に対して舌接触補助床（Palatal
Augmentation Prosthesis；PAP）を装着し経口摂
取開始. ソフト食1/2量（コード分類3）を提供し
たが, 口腔内へ食塊が残留しやすく1割程度の摂
取のためペースト食1/2量（コード分類2-1）へ変
更し摂取量9割へ改善.

入院8日目にPAPを装着しVFを施行. 術直後
と比較し, 口腔・中咽頭の嚥下圧形成不全が著明
となり, 送り込み障害, 食塊の保持不全, 水分の
喉頭侵入を認めた.

その後誤嚥なく経過. ペースト食1/2量にONS
を追加し経口摂取のみで必要量充足可能となり入
院 13 日目に経鼻胃管抜去. 入院 16 日目に気管切
開は閉鎖せず退院となった. 退院時の体重は39.1
kgと横ばいであったが, 入院時 20.6 mg/dl と低
値を示していたプレアルブミンは, 退院時 26.6
mg/dl と基準値内（22.0〜40.0 mg/dl）まで改善し
ていた.

更なる栄養状態改善のため退院後も外来で栄養
指導を継続施行. 経腸栄養剤に追加して牛乳
（コップ1杯130 kcal）や納豆＋生卵（160 kcal/食）
など摂取しやすい形態で栄養確保できるように指

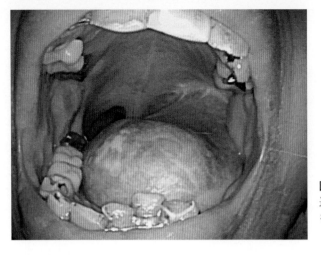

図 7.
適切な栄養管理により皮弁体積の回復
を認めた.

導を行った. 必要量エネルギー量に対して＋200～
300 kcal/日程度追加を行い, 退院後5か月程度
で＋7.5 kg の体重増加を認めた(図7). 皮弁の体
積も改善, 食形態も流動性のものから煮魚など固
形物の摂取も可能となった.

まとめ

当院における頭頸部癌術後患者の在宅栄養指導
について解説し, 具体的な症例を提示しその重要
性を示した.

参考文献

1) Brown, T. E., et al.：Validated swallowing and
   nutrition guidelines for patients with head and
   neck cancer：identification of high-risk patients
   for proactive gastrostomy. Head Neck. **35**(10)：
   1385-1391, 2013.
2) Wittenaar, J., et al.：Prevalence and relationship
   of malnutrition and distress in patients with
   Cancer using questionnaires. Support Care Can-
   cer. **15**：1045-1050, 2007.
3) 今井隆之：頭頸部がん手術の周術期管理. 頭頸部
   外科. **29**(1)：21-26, 2019.
4) Ottery, F. D.：Definition of standardized nutri-
   tional assessment and interventional pathways
   in oncology. Nutrition. **12**：S15-S19, 1996.
5) 日本静脈栄養ガイドライン 第3版. 日本臨床栄
   養代謝学会, 2015.
6) 藤谷順子：嚥下障害食の意味と考え方 嚥下障害
   治療における栄養士の役割. 臨床栄養. **105**(2)：
   166-171, 2004.
7) 藤谷順子ほか：日本摂食・嚥下リハビリテーショ
   ン学会嚥下調整食分類2013. 日摂食嚥下リハ会
   誌. **17**(3)：255-267, 2013.

四季を楽しむ

ビジュアル 嚥下食レシピ

好評

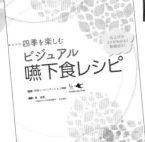

監修・執筆 宇部リハビリテーション病院
田辺のぶか，東　栄治，米村礼子

Swallowing Team

編集 原　浩貴（川崎医科大学耳鼻咽喉科　主任教授）

2019年2月発行　B5判　150頁　定価3,960円（本体3,600円＋税）

見て楽しい、食べて美味しい、四季を代表する22の嚥下食レシピを掲載！
お雑煮からバーベキュー、ビールゼリーまで、イベント食、お祝い食に大活躍！
詳細な写真付きの工程説明と、仕上げのコツがわかる動画で、作り方が見て
わかりやすく、嚥下障害の基本的知識も解説された、充実の1冊です。

目次

嚥下障害についての基本的知識
　嚥下障害を起こしやすい疾患と全身状態
　より安全に食べるために
　1. 嚥下の姿勢/2. 嚥下訓練・摂食嚥下リハビリテーション/3. 食事介助を行う場合の留意点と工夫
レシピ
　🌸春　ちらし寿司/ひし餅ゼリー/桜餅/若竹汁/ぶりの照り焼き
　🌊夏　七夕そうめん/うな丼/すいかゼリー/バーベキュー
　🍁秋　月見団子/栗ご飯/鮭の幽庵焼き
　❄冬　かぼちゃの煮物/クリスマスチキン/年越しそば/お雑煮/昆布巻き・海老の黄金焼き/七草粥/
　　　巻き寿司/いわしの蒲焼き
　🌀その他　ビールゼリー/握り寿司
　Column　α-アミラーゼの秘密/大変身！簡単お肉料理アレンジ/アレンジ‼月見団子のソース　ほか全7本

食べやすさ，栄養，見た目，
味を追及したレシピ！

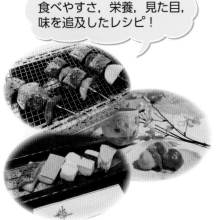

豊富な写真で工程
が見てわかる！

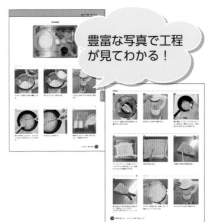

動画付きで仕上げの
コツが見てわかる！

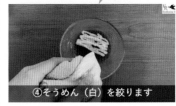

④そうめん（白）を絞ります

全日本病院出版会

〒113-0033 東京都文京区本郷3-16-4　Tel：03-5689-5989
www.zenniti.com　　　　　　　　　　　　　　　Fax：03-5689-8030

PEPARS No.168：76-84, 2020

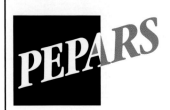

◆特集／実は知らなかった！新たに学ぶ頭頸部再建周術期管理の 10 の盲点

頭頸部癌患者における二次再建の実際

辛川　領*1　矢野智之*2

Key Words : 上顎再建(maxillary reconstruction)，下顎再建(mandibular reconstruction)，腓骨皮弁(fibula flap)，咬合 (occlusion)

Abstract　　頭頸部癌術後で QOL 低下に悩まされる患者さんは多い．一方，再発の懸念，致命的では ないこと，施設のリソース問題や，その不確実性などから，free flap を含む大掛かりな二次手術になかな か手を出しづらいものがある．上顎癌術後に起き得る問題としては，眼球偏位，口蓋閉鎖不全，開口障 害，口腔内狭小，閉唇障害，下眼瞼外反などの機能的問題，頬部陥凹，鼻翼基部の偏位，上口唇の projec- tion 後退，移植組織の下垂などの整容的問題が挙げられる．下顎癌術後に起き得る問題としては，閉唇障 害，開口障害，咀嚼機能障害，嚥下機能障害などの機能的問題，頬部陥凹などの整容的問題が挙げられ る．二次手術の際は，患者さん毎にこれらの問題点を洗い出し，その優先順位をつけ，それぞれに対して 必要十分な解決策を検討し，手術方法を提案する．患者さんへの入念な IC，そしてリスク・ベネフィッ トのバランスを考えた上で手術に踏み切るのが重要である．

はじめに

　頭頸部癌患者において，当然初回手術で機能的 にも整容的にも完全な再建をするのが望ましい が，術後放射線療法，瘢痕拘縮や重力の影響など は予測が難しく，術後に機能的あるいは整容的な 問題が発生することがしばしばある．しかしなが ら，再発の懸念，致命的ではないこと，施設のリ ソース問題や，その不確実性などから，free flap を含む大掛かりな二次手術になかなか手を出しづ らいものがある．一方で，術後に生じる様々な問 題によって QOL 低下に悩まされる患者さんも多 い．当チームでは，再発リスクが低いと頭頸部外 科に判断された症例に対して，必要に応じて二次 手術を行っている．その際，患者さん毎に問題点

を洗い出し，その優先順位をつけ，それらの問題 に対して必要十分な解決策を検討し，手術方法を 提案する．患者さんへの入念な IC，そしてリス ク・ベネフィットのバランスを考えることが大事 だと考えている．

　本稿では，我々の経験した症例を中心に，上顎 下顎の二次再建について述べる．

上顎癌術後の二次再建

　上顎癌術後に起こり得る問題としては，

① 眼球偏位

② 口蓋閉鎖不全

③ 開口障害

④ 口腔内狭小

⑤ 閉唇障害

⑥ 下眼瞼外反などの機能的問題

⑦ 頬部陥凹，鼻翼基部の偏位，上口唇の projec- tion 後退

⑧ 移植組織の下垂などの整容的問題

が挙げられる．

*1　Ryo KARAKAWA，〒135-8550　東京都江東 区有明 3-8-31　がん研究会有明病院形成外科， 医員

*2　Tomoyuki YANO，同，部長

① 眼球偏位

主に眼窩底骨膜まで切除された例で発生する. 一次再建の際にチタンメッシュ, 軟骨, 筋膜などで再建されることが多いが, 位置が悪かったか, ずれることが原因と考えられる. これらの調整が二次修正の手術の際に必要になってくるが, かなり困難である.

② 口蓋閉鎖不全

口蓋の閉鎖には大きく分けて, 顎義歯を用いるものと皮弁による再建の2つある. 口蓋の切除が大きい場合や無歯顎症例では顎義歯の安定性が得られず, 鼻腔への逆流や鼻咽腔閉鎖不全をきたすことがある. その場合は, 二次的に皮弁再建による閉鎖を検討してもよい[1][2].

③ 開口障害

開口できないと摂食障害や口腔内不衛生に繋がる. 原因としては, 顎関節運動障害や咀嚼筋群の拘縮などが挙げられる. 拘縮解除や顎関節の偽関節化などを検討する.

④ 口腔内狭小

口蓋を皮弁で再建した場合, 移植皮弁の下垂やボリューム過多により, 口腔内が狭小することがあり, 咀嚼, 嚥下, 発音などに支障をきたし得る. 皮弁減量や硬性再建を検討することもある.

⑤ 閉唇障害

術後の拘縮で, 上口唇が粘膜側に引き込まれることや oral lining が不足することが原因で, 閉唇障害が起きることがある. 瘢痕拘縮解除や, 皮弁で oral lining を増やすことなどを検討する.

⑥ 下眼瞼外反などの機能的問題

移植組織の下垂や拘縮により下眼瞼が引き込まれ, lagophthalmos になることがある. Kuhnt Szymanowski 法(KS 法)や軟骨移植, 移植組織の下垂を防ぐために硬性再建などを検討する.

⑦ 頬部陥凹, 鼻翼基部の偏位, 上口唇の pro-jection 後退

軟部組織のみの再建だと, 頬部の高まりは再現できず, 整容的に満足が得られないことがある. 必要に応じて, zygomatico-maxillary buttress (ZMB)の硬性再建などを検討する[3].

⑧ 移植組織の下垂などの整容的問題

軟部組織のみの再建だと, 支持組織がないため, 移植組織が下垂することは避けられない. 患側の頬部が下垂し整容的問題が生じる. 必要に応じて, 吊り上げの手術や下垂の起こりにくい硬性再建などを検討する.

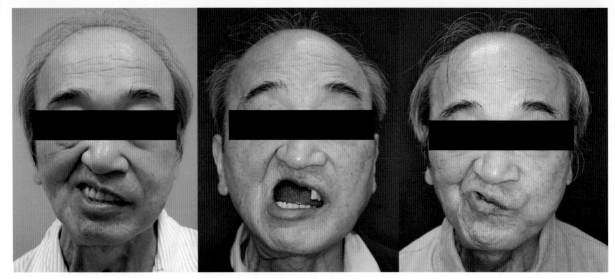

図 1. 症例 1

＜上顎亜全摘後の瘢痕拘縮＞

症例 1：

当院頭頸部外科により右上顎歯肉癌に対して，全身麻酔下で右上顎亜全摘＋右頸部郭清(I-V)＋左鼠径部からの植皮術が施行された．術後植皮部は部分壊死し，その後の化学放射線治療(CRT)の影響もあり，右頬部の瘢痕拘縮が残った．初回手術1年後も再発転移なく経過したため，瘢痕拘縮に対して当科紹介受診となった．

眼窩底は温存されているため，眼位は保持されていた．口蓋はある程度温存されており，顎義歯の安定性やそれによる口蓋閉鎖は良好であった．瘢痕拘縮による右上口唇の引き攣れという整容的問題，oral lining 不足による閉唇障害の2点が問題となった(図1)．口腔内の瘢痕拘縮解除および遊離皮弁移植による oral lining 不足の解消でこれらを解決できると考えた．患者さんのこれらの問題による精神的苦痛は大きく，リスク(本症例では全身状態良好でかつ良好なレシピエントもあったためリスクは低いと考えられた)・ベネフィットのバランスを鑑みて，手術施行の方針となった．瘢痕拘縮解除＋遊離前外側大腿(ALT)皮弁移植を施行した．

手術：

口腔内よりアプローチし，右頬粘膜の瘢痕組織を切除した．粘膜欠損の範囲は4×6 cm に及んだ(図2-a)．瘢痕組織切除後，右耳前部を切開し，右浅側頭動静脈をレシピエントとして剥離した．右耳前部の切開創と口腔内が交通するように皮下トンネルを作成した．瘢痕組織切除と同時に，左大腿外側部に，6×14 cm の ALT 皮弁をデザインした．皮弁は，穿通枝を1本含める形で深筋膜上で挙上した(図2-b)．皮弁をレシピエントの右頬粘膜に移植し，口腔内の粘膜欠損に皮弁を3-0 vicryl を用いて単結節縫合で奥側より縫い付けた(図2-c)．皮弁の余剰皮膚は脱上皮した．皮弁の血管茎を頬部の皮下トンネルを通して，耳前部創に移動させ，顕微鏡下で9-0 ナイロンを用い血管吻合を行った(1A1V：ともに端々吻合)(図2-d)．皮弁の血行再開を確認した後閉創し，手術を終了した．

術翌日より飲水開始，術後3日目までに全てのドレーンを抜去，術後7日目より経口摂取を開始，術後経過は順調で，術後10日目に退院とした．皮弁は完全生着し，顎義歯を作り直し，整容性の改善および閉唇機能の回復を得られた(図3)．

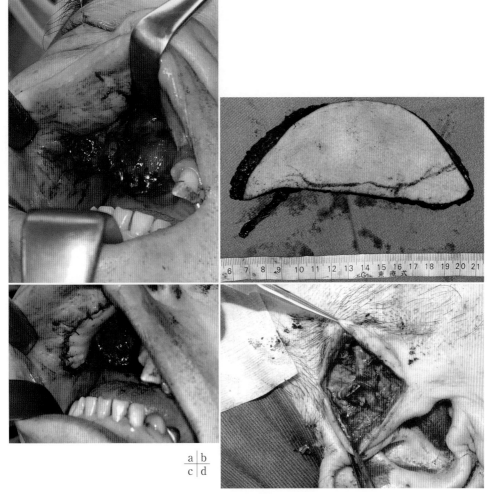

$$\frac{a \mid b}{c \mid d}$$

図 2. 症例 1

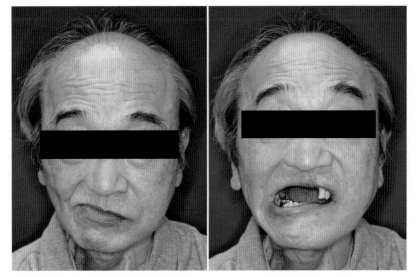

図 3. 症例 1

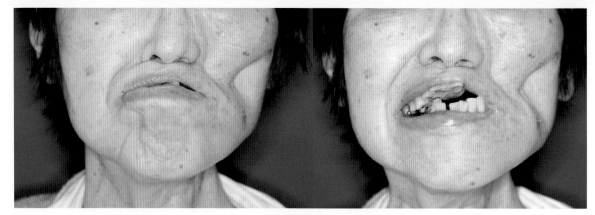

図 4. 症例 2

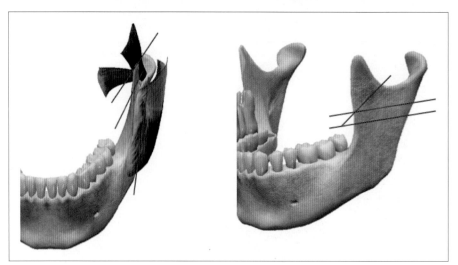

図 5.
症例 2

<上顎部分切除後の開口障害>

症例 2 :

　左上顎癌に対して，左上顎部分切除術＋分層植皮術施行．翌年左頬部および頸部に再発したもののうつ状態で再建手術を拒否したため，左上顎部分切除術＋左頸部郭清＋術後照射がなされた．手術 4 年後も再発転移なく経過したため，開口障害に対して当科紹介受診となった．

　診察時の問題点としては，開口運動域 0 mm の開口障害，口蓋閉鎖不全，頬部の陥凹などの整容的問題が挙げられた（図 4）．開口障害が一番の問題であり，う歯があるにも関わらず歯科治療が十分にできず，経口摂取が流動食スプーン 1 杯程度/日で主に胃瘻からの栄養摂取であった．経口摂取できないストレスだけでなく，顔貌の整容的問題もあり，うつ不眠があった．自殺未遂の既往も

あった．

　リスク（本症例では，対側顎関節の拘縮が高度な場合，患側顎関節拘縮を解除しても開口障害が改善しないリスクがあった）・ベネフィット（本症例では，自殺未遂に至るほどの現状であり，少しでも改善する可能性があるならばチャレンジしたいという患者の強い希望があった）を鑑みて，患者さんとよく相談し手術施行の方針となった．

　上記問題に対して，顎関節の拘縮解除，遊離腓骨皮弁を用いた硬性再建，皮弁を用いた口蓋閉鎖の手術の方針となった．

　前回の皮切ラインに合わせて切開を施行し，左顎関節へアプローチし，左顎関節の拘縮解除を施行した．はじめ，拘縮した咀嚼筋を切除するも開口障害は改善されなかったため，下顎枝を切り落とし偽関節とする方針とした．下顎枝切除後，開

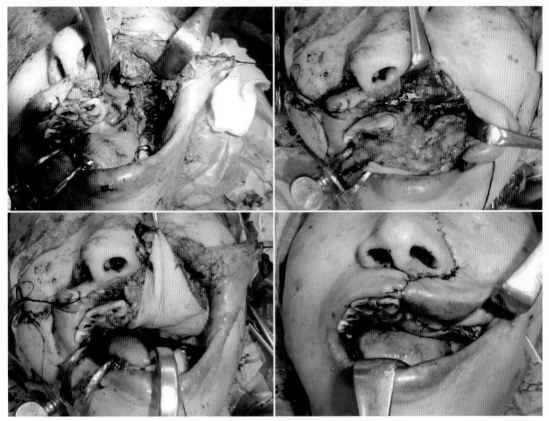

図 6. 症例 2

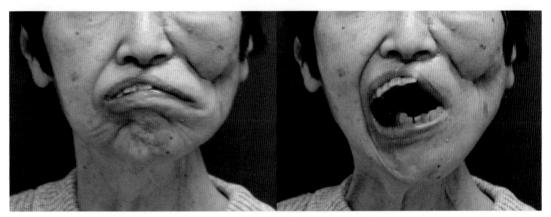

図 7. 症例 2

口障害は改善された(図 5). レシピエントとして左浅側頭動静脈を同定し剝離した.

左下腿より 5×12 cm の皮島を含む腓骨皮弁を挙上し, 上顎へ移植した. 腓骨は上顎断端と頬骨断端を橋渡しするような形でミニプレートを用いて固定した. 皮弁を縫い付けて口蓋閉鎖を行った(図 6). 皮弁の血管茎を頬部の皮下トンネルを通

して, 耳前部創に移動させ, 顕微鏡下で 9-0 ナイロンを用い血管吻合を行った(1A1V:ともに端々吻合). 皮弁の血行再開を確認した後閉創し, 手術を終了した.

術後, 開口量は 35 mm となり, 歯科治療および経口摂取が可能となった. 口蓋閉鎖によりスピーチも改善した(図 7).

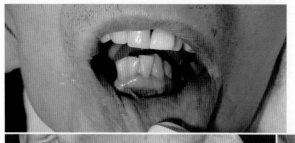

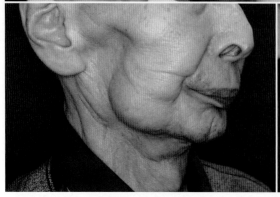
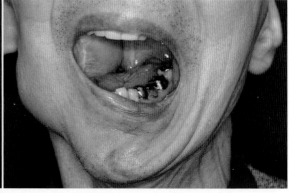

図 8.
症例 3

下顎癌術後の二次再建

下顎癌術後に起こり得る問題としては,
① 閉唇障害
② 開口障害
③ 咀嚼機能障害
④ 嚥下機能障害などの機能的問題
⑤ 頬部陥凹などの整容的問題
が挙げられる.

① 閉唇障害

口唇閉鎖ができないと流涎や構音障害などが起こる可能性がある. 原因としては, 口輪筋麻痺や oral lining の不足などが挙げられる. 瘢痕拘縮解除や, 皮弁で oral lining を増やすことなどを検討する[4].

② 開口障害

開口できないと摂食障害や口腔内不衛生に繋がる. 原因としては, 顎関節運動障害や咀嚼筋群の拘縮などが挙げられる. 拘縮解除や顎関節の偽関節化などを検討する.

③ 咀嚼機能障害

顎義歯装着が咀嚼機能において重要である. 軟部組織のみの再建だと残存下顎が不安定でかつ顎義歯装着が困難なため, 咀嚼機能に問題が生じる. 顎義歯装着をゴールとした硬性再建を検討する.

④ 嚥下機能障害などの機能的問題

内側翼突筋や中咽頭粘膜の欠損があるケースでは, 再建後に組織や皮弁が萎縮してしまい口峡部が開大してしまうことで, 嚥下障害をきたすことがある. 十分な組織の充填などを検討する. また顎義歯装着は, 固有口腔を形成することで嚥下圧を高めることができるため, 嚥下機能においても重要である.

⑤ 頬部陥凹などの整容的問題

咬筋や下顎枝の欠損が原因で頬部の陥凹が起こり得る. 軟部組織のみの再建だと, 下顎枝部は再現できず, 整容的に満足が得られないことがある. 必要に応じて, 硬性再建などを検討する.

＜下顎半切軟部組織再建後の食機能障害＞
症例 3:

右下歯肉癌に対して右下顎半切, 腹直筋皮弁移植が頭頸部外科にて施行された. 初回手術 3 年後も再発転移なく経過したため, 食機能障害に対して当科紹介受診となった.

診察時の問題点としては, 硬性再建がなされておらず, 残存下顎の偏位および顎義歯装着困難による咀嚼機能障害および嚥下機能障害, 流涎, 頬部陥凹などの整容的問題を認めた(図 8).

リスク(本症例では全身状態良好でかつ良好なレシピエントもあったためリスクは低いと考えら

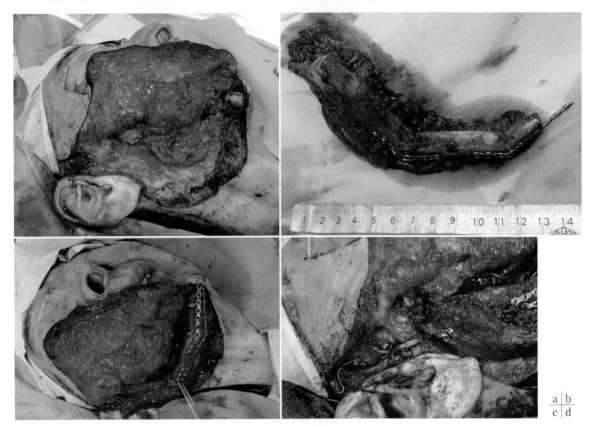

a	b
c	d

図 9. 症例 3

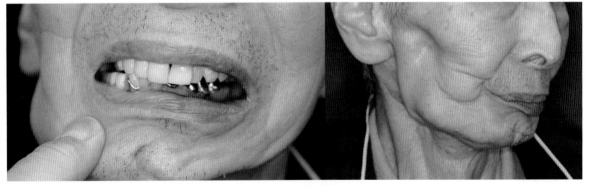

図 10. 症例 3

れた)・ベネフィット(本症例では，食機能を改善
したいという強い希望があった)を鑑みて，患者
さんとよく相談し，遊離腓骨弁を用いた硬性再建
の手術の方針となった.

右下腿より 18 cm の腓骨弁を挙上した. 血管茎
を切り離す前に 6 cm，5 cm，2 cm の骨片に骨切
りを行い，ミニプレートにて固定した(図 9-b)[5].
続いて下顎部の前回の皮切ラインを切開し，頬部
の皮弁を挙上した(図 9-a). 切開ラインを耳前部
まで延長し，右浅側頭動静脈を同定，剝離した.

頬部皮弁と前回移植された腹直筋皮弁の脂肪との
間に腓骨弁を挿入し，左側の下顎とミニプレート
で固定した(図 9-c). 顎関節は偽関節とした. 右
浅側頭動静脈と腓骨動静脈顕微鏡下で 9-0 ナイロ
ンを用い血管吻合を行った(図 9-d). 骨弁の血行
再開を確認した後閉創し，手術を終了した.

術後，顎義歯を装着することができ，残存下顎
の偏位は強かったため咬合は完全とは言えない
が，嚥下機能は改善した. 頬部の陥凹は下顎枝部
が再現されたことによりやや改善した(図 10).

参考文献

1) Genden, E. M., et al.：Comparison of functional and quality-of-life outcomes in patients with and without palatomaxillary reconstruction：a preliminary report. Arch Otolaryngol Head Neck Surg. **129**：775-780, 2003.

2) Moreno, M. A., et al.：Microvascular free flap reconstruction versus palatal obturation for maxillectomy defects. Head Neck. **32**：860-868, 2010.

3) 元村尚嗣：【悪性腫瘍切除後の頭頸部再建のコツ】上顎全摘後の再建. PEPARS. **60**：9-21, 2011.

4) 去川俊二ほか：【機能に配慮した頭頸部再建】下顎区域切除後即時再建における機能的配慮. PEPARS. **136**：57-65, 2018.

5) Karakawa, R., et al.：Computer-aided design and syringe-aided manufacturing for mandibular reconstruction using a vascularized fibula flap. Plast Reconstr Surg GO. **8**(5)：e2819, 2020.

第45回 日本口蓋裂学会総会・学術集会
テーマ：「技術革新の恩恵」

会　期：2021年5月20日(木)～21日(金)

会　場：宝塚ホテル(兵庫県宝塚市栄町1丁目1番33号)

会　長：上田　晃一(大阪医科大学形成外科)

ホームページ：http://jcpa45.umin.jp/

事務局：

　大阪医科大学形成外科

　〒569-8686　大阪府高槻市大学町2番7号

　事務局長　大槻　祐喜

お問合せ先：

　第45回日本口蓋裂学会総会・学術集会　運営事務局

　有限会社トータルマップ内

　〒675-0055　加古川市東神吉町西井ノ口601-1

　TEL：079-433-8081　FAX：079-433-3718

　E-mail：jcpa45@totalmap.co.jp

◀学術集会Hpをcheck!

FAX による注文・住所変更届け

改定：2015 年 1 月

毎度ご購読いただきましてありがとうございます.

読者の皆様方に小社の本をより確実にお届けさせていただくために，FAX でのご注文・住所変更届けを受けつけております. この機会に是非ご利用ください.

◇ご利用方法

FAX 専用注文書・住所変更届けは，そのまま切り離して FAX 用紙としてご利用ください. また，注文の場合手続き終了後，ご購入商品と郵便振替用紙を同封してお送りいたします. **代金が 5,000 円をこえる場合，代金引換便とさせて頂きます.** その他，申し込み・変更届けの方法は電話，郵便はがきも同様です.

◇代金引換について

本の代金が 5,000 円をこえる場合，代金引換とさせて頂きます. 配達員が商品をお届けした際に，現金またはクレジットカード・デビットカードにて代金を配達員にお支払い下さい(本の代金＋消費税＋送料). (※年間定期購読と同時に 5,000 円をこえるご注文を頂いた場合は代金引換とはなりません. 郵便振替用紙を同封して発送いたします. 代金後払いという形になります. 送料は定期購読を含むご注文の場合は頂きません)

◇年間定期購読のお申し込みについて

年間定期購読は，1 年分を前金で頂いておりますため，代金引換とはなりません. 郵便振替用紙を本と同封または別送いたします. 送料無料，また何月号からでもお申込み頂けます.

毎年末，次年度定期購読のご案内をお送りいたしますので，定期購読更新のお手間が非常に少なく済みます.

◇住所変更届けについて

年間購読をお申し込みされております方は，その期間中お届け先が変更します際，必ずご連絡下さいますようよろしくお願い致します.

◇取消，変更について

取消，変更につきましては，お早めに FAX，お電話でお知らせ下さい.

返品は，原則として受けつけておりませんが，返品の場合の郵送料はお客様負担とさせていただきます. その際は必ず小社へご連絡ください.

◇ご送本について

ご送本につきましては，ご注文がありましてから約 1 週間前後とみていただきたいと思います. お急ぎの方は，ご注文の際にその旨をご記入ください. 至急送らせていただきます. 2〜3 日でお手元に届くように手配いたします.

◇個人情報の利用目的

お客様から収集させていただいた個人情報，ご注文情報は本サービスを提供する目的(本の発送，ご注文内容の確認，問い合わせに対しての回答等)以外には利用することはございません.

その他，ご不明な点は小社までご連絡ください.

株式会社 **全日本病院出版会**

〒 113-0033 東京都文京区本郷 3-16-4-7F
電話 03(5689)5989　FAX03(5689)8030　郵便振替口座 00160-9-58753

FAX 専用注文書

形成・皮膚 2012

年　　月　　日

○印	PEPARS	定価(消費税込み)	冊数
	2021 年 1 月～12 月定期購読(送料弊社負担)	42,020 円	
	PEPARS No. 159　外科系医師必読！形成外科基本手技 30 増大号	5,720 円	
	PEPARS No. 147　美容医療の安全管理とトラブルシューティング 増大号	5,720 円	
	バックナンバー(号数と冊数をご記入ください) No.		

○印	Monthly Book Derma.	定価(消費税込み)	冊数
	2021 年 1 月～12 月定期購読(送料弊社負担)	42,130 円	
	MB Derma. No. 300　皮膚科医必携！外用療法・外用指導のポイント 増大号 新刊	5,500 円	
	MB Derma. No. 294　"顔の赤み" 鑑別・治療アトラス 増刊号	6,380 円	
	バックナンバー(号数と冊数をご記入ください) No.		

○印	瘢痕・ケロイド治療ジャーナル
	バックナンバー(号数と冊数をご記入ください) No.

○印	書籍	定価(消費税込み)	冊数
	足爪治療マスター BOOK 新刊	6,600 円	
	明日の足診療シリーズ I　足の変性疾患・後天性変形の診かた 新刊	9,350 円	
	日本美容外科学会会報　Vol. 42　特別号 「美容医療診療指針」 新刊	2,750 円	
	図解 こどものあざとできもの―診断力を身につける―	6,160 円	
	美容外科手術―合併症と対策―	22,000 円	
	運動器臨床解剖学―チーム秋田の「メゾ解剖学」基本講座―	5,940 円	
	超実践！がん患者に必要な口腔ケア―適切な口腔管理で QOL を上げる―	4,290 円	
	グラフィック リンパ浮腫診断―医療・看護の現場で役立つケーススタディ―	7,480 円	
	足育学　外来でみるフットケア・フットヘルスウェア	7,700 円	
	ケロイド・肥厚性瘢痕 診断・治療指針 2018	4,180 円	
	実践アトラス 美容外科注入治療　改訂第 2 版	9,900 円	
	ここからスタート！眼形成手術の基本手技	8,250 円	
	Non-Surgical 美容医療超実践講座	15,400 円	
	カラーアトラス 爪の診療実践ガイド	7,920 円	
	創傷治癒コンセンサスドキュメント―手術手技から周術期管理まで―	4,400 円	

○	書　名	定価	冊数	○	書　名	定価	冊数
	図説 実践手の外科治療	8,800 円			超アトラス眼瞼手術	10,780 円	
	使える皮弁術　上巻	13,200 円			イチからはじめる 美容医療機器の理論と実践	6,600 円	
	使える皮弁術　下巻	13,200 円			アトラスきずのきれいな治し方 改訂第二版	5,500 円	

お名前 | フリガナ

　　　　　　　　　　　　　　　　　　　　　(印)

診療科

ご送付先 | 〒　　－

□自宅　　□お勤め先

電話番号　　　　　　　　　　　　　　　　　　　　　　　□自宅
　　　　　　　　　　　　　　　　　　　　　　　　　　□お勤め先

バックナンバー・書籍合計
5,000 円以上のご注文
は代金引換発送になります

―お問い合わせ先―
㈱全日本病院出版会営業部
電話 03(5689)5989

FAX　03(5689)8030

年　月　日

住 所 変 更 届 け

お 名 前	フリガナ	
お客様番号		毎回お送りしています封筒のお名前の右上に印字されております8ケタの番号をご記入下さい。
新お届け先	〒　　　　都 道 　　　　　府 県	
新電話番号	（　　　　　）	
変更日付	年　月　日より	月号より
旧お届け先	〒	

※ 年間購読を注文されております雑誌・書籍名に✓を付けて下さい。

☐ Monthly Book Orthopaedics （月刊誌）

☐ Monthly Book Derma. （月刊誌）

☐ 整形外科最小侵襲手術ジャーナル （季刊誌）

☐ Monthly Book Medical Rehabilitation （月刊誌）

☐ Monthly Book ENTONI （月刊誌）

☐ PEPARS （月刊誌）

☐ Monthly Book OCULISTA （月刊誌）

FAX 03-5689-8030

全日本病院出版会行

PEPARS

バックナンバー一覧

2016 年

No. 110　シミ・肝斑治療マニュアル　好評につき増刷
　　　　編集/山下理絵

No. 118　再建外科で初心者がマスターすべき
　　　　10 皮弁　好評につき増刷
　　　　編集/関堂 充

2017 年

No. 123　実践！よくわかる縫合の基本講座　増大号
　　　　編集/菅又 章

No. 124　フェイスリフト 手術手技アトラス
　　　　編集/倉片 優

No. 127　How to 局所麻酔&伝達麻酔
　　　　編集/岡崎 睦

No. 128　Step up!マイクロサージャリー
　　　　―血管・リンパ管吻合，神経縫合応用編―
　　　　編集/稲川喜一

No. 129　感染症をもっと知ろう！
　　　　―外科系医師のために―
　　　　編集/小川 令

2018 年

No. 133　頭蓋顎顔面外科の感染症対策
　　　　編集/宮脇剛司

No. 134　四肢外傷対応マニュアル
　　　　編集/竹内正樹

No. 135　ベーシック&アドバンス皮弁テクニック　増大号
　　　　編集/田中克己

No. 136　機能に配慮した頭頸部再建
　　　　編集/櫻庭 実

No. 137　外陰部の形成外科
　　　　編集/橋本一郎

No. 138　"安心・安全"な脂肪吸引・注入マニュアル
　　　　編集/吉村浩太郎

No. 139　義眼床再建マニュアル
　　　　編集/元村尚嗣

No. 140　下肢潰瘍・下肢静脈瘤へのアプローチ
　　　　編集/大浦紀彦

No. 141　戦略としての四肢切断術
　　　　編集/上田和毅

No. 142　STEP UP! Local flap
　　　　編集/中岡啓喜

No. 143　顔面神経麻痺治療のコツ
　　　　編集/松田 健

No. 144　外用薬マニュアル
　　　　―形成外科ではこう使え！―
　　　　編集/安田 浩

2019 年

No. 145　患児・家族に寄り添う血管腫・脈管奇形の医療
　　　　編集/杠 俊介

No. 146　爪・たこ・うおのめの診療
　　　　編集/菊池 守

No. 147　美容医療の安全管理と
　　　　トラブルシューティング　増大号
　　　　編集/大慈弥裕之

No. 148　スレッドリフト 私はこうしている
　　　　編集/征矢野進一

No. 149　手・指・爪の腫瘍の診断と治療戦略
　　　　編集/島田賢一

No. 150　穿通枝皮弁をあやつる！
　　　　―SCIP flap を極める編―
　　　　編集/成島三長

No. 151　毛の美容外科
　　　　編集/武田 啓

No. 152　皮膚悪性腫瘍はこう手術する
　　　　―Oncoplastic Surgery の実際―
　　　　編集/野村 正・寺師浩人

No. 153　鼻の再建外科
　　　　編集/三川信之

No. 154　形成外科におけるエコー活用術
　　　　編集/副島一孝

No. 155　熱傷の局所治療マニュアル
　　　　編集/仲沢弘明

No. 156　Maxillofacial Surgery
　　　　編集/赤松 正

2020 年

No. 157　褥瘡治療の update
　　　　編集/石川昌一

No. 158　STEP by STEP の写真と図で理解する　手指の
　　　　外傷治療
　　　　編集/小野真平

No. 159　外科系医師必読！形成外科基本手技 30　増大号
　　　　―外科系医師と専門医を目指す形成外科医師のために―
　　　　編集/上田晃一

No. 160　眼瞼下垂手術―整容と機能の両面アプローチ―
　　　　編集/清水雄介

No. 161　再建手術の合併症からのリカバリー
　　　　編集/梅澤裕己

No. 162　重症下肢虚血治療のアップデート
　　　　編集/辻 依子

No. 163　人工真皮・培養表皮 どう使う，どう生かす
　　　　編集/森本尚樹

No. 164　むくみ診療の ONE TEAM―静脈？リンパ？肥満？―
　　　　編集/三原 誠・原 尚子

No. 165　瘢痕拘縮はこう治療する！
　　　　編集/小川 令

No. 166　形成外科で人工知能(AI)・
　　　　バーチャルリアリティ(VR)を活用する！
　　　　編集/大浦紀彦・秋元正宇

No. 167　NPWT(陰圧閉鎖療法)を再考する！
　　　　編集/榊原俊介

各号定価 3,000 円＋税．ただし，増大号のため，No. 123，135, 147, 159 は定価 5,200 円＋税．
在庫僅少品もございます．品切の場合はご容赦ください．
（2020 年 11 月現在）

掲載されていないバックナンバーにつきましては，弊社ホームページ(www.zenniti.com)をご覧下さい．

2021 年　年間購読　受付中！
年間購読料　42,020 円(消費税込) (送料弊社負担)
(通常号 11 冊＋増大号 1 冊：合計 12 冊)

click

全日本病院出版会　　　　　　　　　　検 索

次号予告

苦手を克服する手外科

No.169（2021 年 1 月号）

編集／仙台医療センター医長／東北ハンドサージャリーセンター代表　　　　鳥谷部　荘八

外傷の初療を克服する―最低限ここまでやろう―
……………………………鳥谷部荘八
手のしびれの診断を克服する
　―頸椎疾患，胸郭出口症候群との鑑別はこうする！―
……………………………長谷川和重
エコーを克服する―エコーを使いこなすために―
……………………………中島　祐子ほか
CT・MRI を克服する―読影まかせにしないために―
……………………………常陸　真
骨折保存療法を克服する
　―キャスト・スプリントの基本から―
……………………………長尾　聡哉
手指の骨折手術を克服する………神田　俊浩
薬物療法を克服する―手外科に必要な薬の全て―
……………………………上原　浩介

リハビリテーションを克服する
　―OT・PT まかせにしないために―
……………………………奥村　修也
保険診療を克服する
　―請求漏れや査定を回避するために―
……………………………亀山　真
手外科専門医を克服する
　―明日の手外科専門医のために―
……………………………田中　克己

PEPARS No.168

2020 年 12 月 15 日発行（毎月 1 回 15 日発行）
定価は表紙に表示してあります．
Printed in Japan

© ZEN・NIHONBYOIN・SHUPPANKAI, 2020

発行者　　末 定 広 光
発行所　　株式会社　全日本病院出版会
〒 113-0033 東京都文京区本郷 3 丁目 16 番 4 号
　　　　　電話（03）5689-5989　Fax（03）5689-8030
　　　　　郵便振替口座 00160-9-58753
印刷・製本　三報社印刷株式会社　　　電話（03）3637-0005
広告取扱店　㈱日本医学広告社　　　　電話（03）5226-2791